아토피 희망 보고서

내 몸 을
살 리 는
시 리 즈

병이 없다고 건강한 게 아니라 생명의 힘이 솟아나야 진짜 건강한 삶입니다. 예상치 못한 사고를 대비해 평소에 안전 수칙을 배워야 하듯이 "내 몸을 살리는 일"도 일상의 실천으로 습관을 들여야 하죠. "내 몸을 살리는 시리즈"는 좋은 먹거리를 지혜롭게 먹고 안전한 환경을 만들며 몸과 마음의 균형을 되찾고 적절한 운동을 익혀 건강한 삶을 실천하는 방법을 제안합니다.

아토피 치료의 새로운 혁명 효소시대

아토피 희망 보고서

내 몸을 살리는 시리즈 10

개정 1쇄 발행 2020년 2월 10일 발행

지은이 | 김정진
발행인 | 김태영
발행처 | 도서출판 씽크스마트
주　소 | 서울특별시 마포구 토정로 222(신수동) 한국출판콘텐츠센터 401호
전　화 | 02-323-5609 · 070-8836-8837
팩　스 | 02-337-5608

ISBN 978-89-6529-225-8　93510

이 도서의 국립중앙도서관 출판예정도서목록(CIP)은 서지정보유통지원시스템 홈페이지(http://seoji.nl.go.kr)와
국가자료공동목록시스템(http://www.nl.go.kr/kolisnet)에서 이용하실 수 있습니다.(CIP제어번호: CIP2020002305)

씽크스마트 • 더 큰 세상으로 통하는 길
도서출판 사이다 • 사람과 사람을 이어주는 다리

내 몸을
살리는
시리즈
10

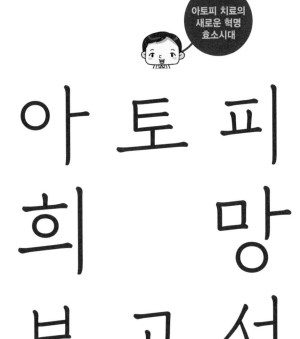

아토피 치료의
새로운 혁명
효소시대

아토피
희 망
보고서

김정진 지음

아토피 치료는
효소의 시대로 나아갑니다

2008년에 이 책의 초판을 내기 전부터 저는 1만 명이 넘는 아토피 환자를 치료해왔습니다. 그러한 경험과 이론을 정리하여 발간한 이 책의 초판은 국내외의 비상한 관심을 불러일으켰습니다. 아토피 전문서적으로서는 이례적일 정도로 많이 팔려나갔으며, 일본의 아토피 연구자들은 일본판 출간을 기다리지 못하고 자비를 들여 번역해서 돌려보기까지 했다고 합니다. 그뿐만 아니라 중국과 유럽, 미국 등의 수많은 연구자와 연구기관으로부터 공동 연구 제안과 번역 출판 제안이 답지하고 있습니다.

그 이유는 간단합니다. 아직도 '카더라 치료법'이 난무하는 아토피 치료에 명확한 이정표와 논리를 제시했기 때문입니다. 세계 아토피 의학은 《아토피 희망 보고서》가 등장하기 이전과 이후로 나뉜다고 감히 말씀드릴 수 있습니다. 이론만 내세운 게 아니라 제가 개발한 "아토파인" 시리즈를 통해 실제로 수많은 환자를 완치시켰다는 점도 중요한 부분이고요.

이번 개정판에서는 난치성 아토피, 아토피의 계절성, 아토피의 유전성, 온열요법의 면역효과 등의 부분을 보충하였고, 발효도라지와 아토피 치료에 대한 최신 논문을 수록했습니다. 그밖에 중복되는 부분을 정리함으로써 가독성을 높이고 해외 출간과 해외 진출에 대비했습니다.

특히 효소의 효능과 중요성을 강조했습니다. 아토피 치료는 '스테로이드의 시대', '아토파인의 시대'를 지나 바야흐로 '효소의 시대'로 나아가고 있습니다. 똑같은 아토피 치료 성분도 발효를 통해 그 약효가 배가 되기 때문입니다. 그래서 효소의 기능이 강조된 제품의 이름을 "효소시대"라고 지었습니다.

효소시대는 아토피 환자뿐만 아니라 일반인의 피부 건강에도 뛰어난 효과를 발휘합니다. 앞으로 효소시대를 통해 '화장품의 시대'를 넘어선 '효소의 시대'를 열어나가고자 합니다.

무모한 도전이라고요? 20여 년 전에 무모해 보였던 '아토피 정복'이 현실이 되고 있으니, 20년 뒤에는 "화장품의 시대는 갔고 효소의 시대가 왔다"라는 말이 상식이 될 수 있지 않을까요?

지금도 저희 한의원에는 아토피로 고생하는 환자분이 많이 찾아옵니다. 지방이나 해외에 있어서 자주 내원하지 못하고 제가 개발한 치료제들을 사용하는 분도 많습니다. 제가 정답을 제시했다고는 하지만 아직도 아토피 치료는 길고 힘든 과정입니다. 그 과정을 하루라도 더 짧게, 가볍게 넘기게 하려면 아직도 갈 길이 멉니다. 제가 지금까지의 작은 성공에 안주할 수 없는 이유입니다.

아토피 치료 20년! 더 빠르고 강력하면서도 부작용 없는 아토피 치료를 위해 앞으로 20년도 더욱 열심히 뛰겠습니다. 특히 대한민국의 모든 어린이가 아토피에서 벗어나 행복한 웃음을 되찾을 수 있도록 최선을 다하겠습니다.

김정진

아토피에서 해방될
수 있다는 희망

원인을 모르면 아토피를 치료할 수 없습니다

아토피도 문제고 아토피 치료도 문제입니다. 암이나 당뇨는 화학치료, 인슐린 처방 등과 같이 주류 의학계가 공인하는 치료법이 있습니다. 하지만 아토피에는 아직 확실한 치료법이나 치료제가 없습니다. 사실 치료제는 고사하고 원인이나 진행 과정조차 완전히 규명하지 못했습니다.

원인조차 모르니 근본적인 치료법을 찾을 리 만무하지요. 특히 왜 갑자기 아토피가 사회문제가 될 정도로 창궐하는지 속 시원한 해답이 없었습니다.

아토피의 원인과 정의, 치료방법

그러나 걱정하지 마십시오. 이 책에서 아토피의 원인과 정의, 그리고 치료 방법까지 제시해드릴 테니까요.

아토피는 한마디로 "면역 불균형으로 인해 생기는 만성 알레르기성 질환"입니다. 아토피는 면역의 불균형 때문에 발생하므로(원인) 정상세균총을 확보하여 피부면역을 정상화하면 근본적인 치료가 가능합니다 (치료법).

다행히도 이러한 제 확신은 세계 아토피 학계의 움직임과도 일치합니다. 제가 가장 먼저 확신하고 임상에 적용해온 이론들은 이젠 정설로 통합니다.

아토피의 원인은 우리 몸 밖에 있는 게 아니라 우리 몸속에 있습니다. 그 사실을 철저히 인식하지 않으면 아토피의 근본적인 치료는 불가능합니다. 환경이나 유전 또는 음식물 등을 탓할 필요가 없다는 말씀입니다.

아토피 치료의 새로운 패러다임 – "발효 도라지"와 "효소시대"

제가 임상에서 아토피 한방치료를 시작한 지 20년 가까이 되었습니다. 수많은 실수와 실패를 경험했고, 그보다 더 많은 불면의 밤을 지새워왔습니다.

그 과정에서 제 아토피 치료제와 치료법도 진화를 거듭해왔습니다. 처음에는 한방 생약을 재료로 치료제를 생산하였으나, 인체에 유익한 유산균으로 발효하면 그 효과가 크게 증폭된다는 사실을 발견했습니다. 유산균을 통해 장내 면역이 개선되면 당연히 피부면역도 개선되기 때문입니다.

우선 실험실에서 유산균 발효의 효과를 검증한 뒤 한의원 임상에서 적용해봤습니다. 그 결과는 예상을 훨씬 뛰어넘었습니다. 그리하여 "도라지 김치유산균 발효물"의 아토피 효용성을 검증한 논문이 저명한 국제 학술지에 등재 수락되기에 이르렀습니다.

그러던 중, "도라지 발효물이 아토피 피부에 좋다면, 일반 피부에는 더더욱 좋지 않을까?" 하는 생각이 들었습니다. 그래서 집중적인 연구와 실험 끝에 "발효도라지"와 "효소시대"를 개발하여 출시했습니다. 발효도라지와 효소시대는 피부 세포 자체에 건강과 활력을 주기 때문에, 오래 섭취할수록 피부 자체가 근본적으로 좋아집니다.

직접 드신 분들이 피부도 피부지만 일단 변비가 없어지고 대변이 시원하게 나와서 좋다고 하시더군요. 도라지의 풍부한 섬유질이 4종의 특수 유산균과 만났으니, 소화가 잘되고 대장이 좋아질 수밖에 없지요.

발효도라지와 효소시대의 효능은 이뿐만이 아닙니다. 우리의 대장에 사는 미생물 상당수가 식이섬유를 먹이로 해서 살아갑니다. 인체는 미생물에게 식이섬유 등을 공급해주고, 미생물들은 그것을 대신 소화하는 공생 관계를 이루죠. 이 미생물이 건강해지면 우리 몸의 면역 기능도 좋아지고 피부도 좋아집니다.

어째서 그러냐고요? 이 책을 보시면 알게 됩니다.

아토피는 면역 불균형 때문에 생깁니다. 여기서 말하는 '면역 불균형'이 무엇을 의미하는지 이 책을 보면 알 수 있습니다. 만약 정말로 아토피가 면역 불균형 때문에 생기는 병이라면, 치료 방법은 너무나 간단합니다. 면역 불균형을 바로잡아 균형 잡힌 면역 체계로 고쳐주면 되죠.

병의 원리와 원인에 맞는 치료

이제 모든 것을 여러분께 드리고자 합니다. 이 책에서는 가급적 아토피의 핵심만을 알기 쉽고 간결하게 전달하려고 애썼습니다. 뒤에는 제가 실제로 겪은 아토피 치료 케이스를 수록했습니다.

다른 병원이나 전문가들도 치료 사례는 있습니다. 그러나 그분들과

저 사이에는 '나을 수 있도록 치료했느냐, 아니면 치료하다보니 나았느냐' 하는 차이가 엄연히 존재한답니다.

이 둘은 비슷한 듯해도 완전히 다른 말입니다. 병의 원리와 원인을 알고 그에 맞는 치료를 한 경우와 '어쨌든 좋다는 걸 했더니 치료가 되었다더라'는 분명 다르니까요. 저는 지난 수년간 경희대 한의과대학 병리학교실 등과 공동 연구를 꾸준히 진행하여 많은 양의 과학적인 데이터를 계속 쌓고 있습니다. 고려대 윤원석 교수를 비롯한 생명과학자들의 공동연구를 통해 논문을 발표하고 또 특허도 준비 중입니다.

지금도 이 땅의 어느 곳에선가 피가 나도록 살갗을 긁으며 몸부림치고 있을 환자와 그 모습을 보다 못해 함께 피눈물을 흘릴 가족, 모자란 저와 함께 고생한 많은 아토피 환자와 보호자분께 이 책을 바치고자 합니다. 그리고 이 책으로 아토피의 베일을 벗기고 치료법의 열쇠를 찾길 바랍니다.

저는 감히 독자들이 이 책을 통해 아토피의 핵심을 알고, 머지않아 아토피에서 해방될 수 있다는 희망을 품으리라 자부합니다.

그동안 함께 고생해온 여러 대학 교수님과 연구원에게 감사의 마음을 전합니다. 아토피 피부면역연구소를 지도하고 "도라지와 김치유산균 발효물의 아토피 효용성"을 밝히고, 국제학술지 논문 교신저자 역할을 해주신 경희대 한의대 배현수 교수님과 병리학교실 안규석 교수님께 깊은 감사의 뜻을 전합니다.

2011년 봄 김정진

차례

아토피에 대해 가장 많이 하는 질문 10가지

아토피 어떻게 치료하나요 ③

아토피 진짜 나았습니다 ④

부록

아토피에 대해
가장 많이 하는
질문 107가지

저는 20여 년 가까이 1만 3천 명 넘는 아토피 환자를 진료 및 치료해왔습니다. 또한 수많은 실험연구와 강연을 해왔습니다. 특히 '실제로' 치료한 아토피 케이스를 저만큼 많이 보유하고 있는 사람은 전 세계적으로도 많지 않습니다. 여기서 '실제로'라는 말은, 우연적이거나 통계적인 차원이 아니라 과학적이고 실증적인 차원에서 유의미하게 치료했다는 의미입니다.

본격적인 내용을 말씀드리기 전에 환자 및 환자 가족들, 아토피 연구자들이 공통적으로 궁금해하는 부분을 간략히 말씀드리고자 합니다. 우선 급한 갈증을 해결한 뒤, 본문에서 아토피의 원리와 실천 방안을 상세히 알아보면 됩니다.

1 아토피란 무엇인가요?

아토피는 한마디로 "면역 불균형으로 인해 생기는 만성 알레르기성 질환"입니다. 면역 불균형이란 말 그대로 우리 몸에 있는 면역 기능이 균형과 조화를 이루지 못하고 있다는 뜻입니다. 면역력이 지나치게 강하게, 즉 과민하게 작동해서가 아닙니다. 또한 반대로, 면역력이 아예 제대로 작동하지 않아서도 아닙니다.

아토피는 우리 몸의 1차 면역과 2차 면역의 불균형으로 인해 발생합니다.

이것이 바로 이 책의 핵심이자 주제입니다. 우리 몸에 있는 1차 면역(피부면역)이 약해지는 바람에 2차 면역(혈액면역)이 과잉 반응하기 때문에 아토피가 생깁니다.

선진국에서는 80년대, 우리나라에서는 90년대, 중국에서는 2000년대에 갑자기 아토피 환자가 늘어났습니다. 즉 의료보험제도 등을 통해 의료 서비스에 대한 접근성이 갑자기 늘어난 시기에 아토피도 매우 증가했습니다.

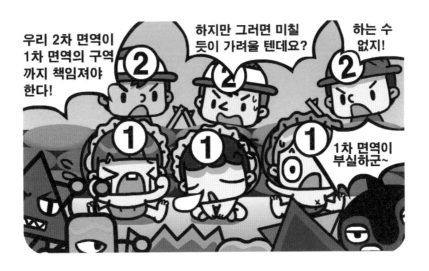

왜 그럴까요? 단순한 우연의 일치일까요?

학술적으로 연구해서 말씀드리는 것은 아니지만, 저는 어린이의 면역 형성 과정에서 예방주사나 약품의 사용이 나쁜 영향을 주었다고 봅니다. 그것말고는 이런 절묘한(?) 우연의 일치를 설명할 수 없습니다.

예방주사와 개인위생 때문에 숱하게 세균과 싸우며 고름과 종기를 만들어가며 면역계, 특히 1차(피부) 면역계를 완성할 기회가 박탈된 것은 엄연한 사실입니다. 이로 인해 1차 면역이 예전과는 비교할 수 없게 약화되어 1차 면역과 2차 면역 사이에 불균형이 야기되었습니다.

2 아토피의 진정한 치료법은 무엇인가요?

아토피가 면역 불균형으로 인해 일어난다면, 그 치료법은 단 하나뿐입니다.

바로 '면역의 균형'을 되찾는 것입니다. 물론 아토피로 인해 흉하게 변한 피부 염증도 치료해야겠지만, 그것은 원인이나 수단이 아니라 결과, 즉 증상일 뿐입니다. 면역 체계가 정상적으로 돌아오면 피부의 가려움증 또한 서서히 낫습니다.

어떻게 하면 면역의 균형을 되찾을 수 있을까요? 먼저 다음 두 가지를 기억하세요.

첫째, 1차 면역과 2차 면역 전체를 강화하거나 한꺼번에 약화하는 치료제는 피해야 합니다. 예를 들어 스테로이드처럼 1차 면역과 2차 면역을 동시에 약화하는 물질을 사용하면, 나중에는 그 약물을 쓸 수도, 안 쓸 수도 없는 상황에 봉착합니다. 그 약을 안 쓰자니 당장 증상이 폭발적으로 악화하고, 계속 쓰자니 더 큰 문제가 발생하기 때문이지요.

둘째, 1차 면역만을 선택적으로 높여줌으로써 1차와 2차 면역의 균형을 맞추는 치료제를 사용해야 합니다. 광고처럼 보일까봐 웬만하면 책에 이름을 명시하지 않으려 했지만, 아토피의 원리에 입각한 진정한 의미의 치료제 가운데 제가 개발한 "아토파인" 시리즈만 한 것이 없습니다.

3 아토피 치료기간을 줄일 수 있나요?

아토피는 빨리 낫지 않습니다. 아토피로 고생하는 환자는 치료기간도 기간이지만 낫는다는 확신이 없어 마음고생을 많이 합니다. 낫는다는 확신은 없는데 확 나아지는 기미도 없으니 두 배로 답답한 그 마음, 누구보다도 제가 잘 압니다.

감기나 골절과는 달리, 아토피는 한 번 치료하면 끝나는 질병이 아닙니다. 천식이나 대머리, 특정 암 등과 같이 '가족력'이라고 부르는 유전적 영향을 많이 받습니다. 따라서 유전적 가계력이 있다면 평생 관리해야 하지요.

실망할 필요는 없습니다. '아토피 집안' 출신이라고 해도 아토피 발생

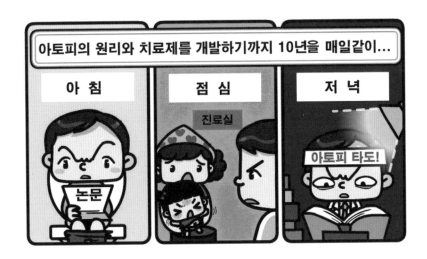

확률이 비교적 높고, 치료기간이 좀 더 걸리며, 재발의 확률이 높다는 정도의 차이가 있을 뿐, 치료가 불가능하다는 뜻은 아니니까요.

결론적으로 말씀드리면 아토피 치료에는 최소한 1년 이상이 걸리고 유전성이 있으며 평생 관리해야 합니다. 참고로 성인은 면역 체계가 이미 굳어 있기 때문에 어린이 아토피보다 치료기간이 더 오래 걸립니다.

4 아토피 치료과정을 상세히 알려주세요

"아토피 치료에는 최소한 1년 이상이 걸린다"라고 방금 말씀드렸습니다.

왜 콕 집어 '1년'이라고 말씀드렸을까요? 거기에는 두 가지 이유가 있습니다.

첫째, 우리 몸의 면역 반응 방식이 근본적으로 바뀌는 데 최소한 그 정도의 시간이 필요하기 때문입니다. 이 기간에는 소염제나 스테로이드 계열 약물을 줄여나가면서 피부 본래의 자연 치유력과 몸 전체의 면역 불균형을 바로잡아야 합니다.

심각하지 않은 염증은 스스로 치유하도록 함으로써 피부 본래의 자연 치유력을 끌어내야 합니다. 즉 약으로 피부를 치료하겠다는 생각을 버리고, 피부 자체의 치유력을 끌어내기 위해 인내해야 하죠.

둘째, 4계절마다 피부에 각기 다른 '정상세균총'을 깔아줘야 하기 때문입니다. 정상세균총이란, 말 그대로 정상적인 사람의 피부에 모여 사는 정상적인 세균의 무리를 뜻하는 말입니다.

정상세균총이 잘 만들어지면 가려움을 유발하는 포도상구균의 수가 줄어들어 건강한 피부가 됩니다. 저는 이런 피부를 '병충해에 강한 유기농 피부'라고 부르기도 합니다. 약품이나 민간요법 등을 통해 나쁜 균을 없애야겠다고 생각하지 말고, 좋은 균을 피부에 잘 깔아줘야겠다고 생각해야 합니다.

"세균을 없애는 것이 아니라 오히려 피부와 장에 더 많이 깔아줘야 아토피가 치료된다!" 이 말을 처음 들었다면 아마 쉽게 납득되지는 않을 것입니다. 그래서 본문에 이러한 부분에 대해 적지 않은 분량을 할애해서 설명해드렸습니다. 나쁜 균을 없애는 방식이 아니라 좋은 균이 잘 분포된 정상세균총이 만들어져야 한다는 점을 기억해주세요.

세균이 피부에 골고루 깔리면 자기들끼리 견제하기 때문에 피부면역계, 즉 1차 면역계가 할 일이 줄어듭니다. 이처럼 우리 피부는 '오랑캐로 오랑캐를 견제하는' 이이제이(以夷制夷)의 지혜를 알 정도로 현명합니다.

그런 현명한 피부를 돕는 길은 독한 화장품이나 약품을 쓰는 게 아니라 각각의 계절에 맞는 세균이 잘 자리 잡을 수 있게 지켜보는 일입니다. 겨울의 세균과 여름의 세균은 다릅니다. 여름에는 여름에 강한 세균이 우리 피부에 자리 잡고, 겨울에는 겨울 세균이 자리 잡습니다.

아토피의 치료 과정을 요약하자면 다음과 같습니다.

우선 1차(피부) 면역이 활성화하면서 면역의 불균형이 해소됩니다. 이와 동시에 피부에는 정상세균총이 각 4계절에 맞게 잘 깔립니다. 이러한 과정은 아토피를 근본적으로 치료하는 것이기 때문에, 완전히 나을 때까지는 1년 이상이 걸린다고 봐야 합니다.

5 아토피의 가려움증을 없앨 수는 있나요?

아토피의 심한 가려움은 피부의 방어력, 즉 1차 면역의 힘이 약해서 혈액 내의 2차 면역이 피부로 다가오기 때문입니다. 근본적으로 피부로 다가오는 혈액량이 줄어야 가려움도 같이 줄어듭니다. 피부가 탄탄하게 재생되면 다가오는 혈액량도 줄어들고 가려움도 감소하지요.

따라서 가려움증에 너무 안달하지 말고 이처럼 근본적인 치료에 매진해야 합니다. 아토피의 가려움이 어떤지 몰라서 드리는 말씀이 아닙니다. 저는 20년 가까이 아토피를 전문적으로 치료해왔기 때문에 환자의 고통을 누구보다도 잘 압니다.

그러나 당장의 가려움증 때문에 대증적인 요법을 사용해서는 안 됩니다. 예를 들어 가려움증을 잡겠다고 스테로이드제를 쓰거나 면역억제 요법을 자주 반복적으로 사용해서는 안 됩니다.

긁는 것이 약물을 쓰기보다는 차라리 낫습니다. 면역억제제(스테로이드 등)로 피부를 진정시키면 일시적으로 좋아 보이지만, 대개 피부가 시커멓게 죽습니다. 피부를 진정시키는 방식이 아니라 피부가 살아나는 방식으로 좋아져야 합니다.

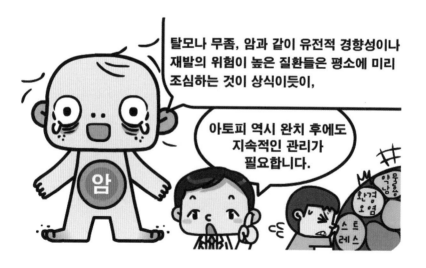

특히 성장기 어린이는 풍선에 바람이 들어가 커지듯이 피부 표면적이 넓어집니다. 이를 "풍선효과"라고 하는데, 피부가 넓어진 만큼 면역력이 따라가지 못하면 아토피가 더욱 심해지기 마련입니다. 이런 현상도 아토피 어린이의 가려움증을 더욱 심하게 합니다. 정 견디기 어려울 때는 생약 성분의 아토피 전문 제품으로 샤워하는 정도가 적절합니다.

아토피의 가려움증을 없애는 데는 왕도가 없습니다.(No Royal Way!) 힘들고 고통스럽지만 인체의 자생력을 믿고 인내심을 가져야 합니다. 피부 면역력이 근본적으로 회복되어야 보통 사람과 같은, 아니 그 이상의 피부가 됩니다. 편하고 넓은 길이 아니라 좁고 험한 길로 가는 사람만이 정상에 도달할 수 있습니다.

6 아토피는 유전인가요, 후천적인가요?

네, 안타깝게도 유전성이 있습니다.

부모 중 한 명이 아토피나 알레르기 가계력이 있다면 아토피의 유전적 경향성은 50%로 볼 수 있습니다. 실제로는 형제나 자매가 모두 아토피를 앓는 가족도 많지요.

부모 모두, 또는 한 명이 어려서 아토피, 알레르기 비염, 천식과 같은 면역 질환을 앓았다면 아토피가 발생할 확률이 높습니다. 또한 조부모에게 알레르기나 천식이 있다면 본인의 사촌들까지 아토피가 나타날 수 있습니다.

가계력이 있으면 아토피 치료기간도 더 길어지고, 치료가 된 후에도 갑자기 성장하는 시기에 재발하는 경향성이 완연합니다. 유전적으로 2차 면역의 분화도가 높은 까닭에 피부가 넓어지고 성장한 만큼 1차 면역

즉 피부면역이 뒤따라 성장하는 데 실패하기 때문입니다. 가계력이 있으면 자라면서 반복적인 치료로 꾸준히 피부면역을 도와주어야 합니다. 치료기간이 2년에서 5년까지도 걸릴 수 있습니다.

최대 5년이라는 기간이 너무 길다고 볼 수도 있습니다. 그러나 가계력이 있는 아토피 어린이가 그대로 청소년이나 성인이 되면 완치나 근치가 거의 불가능해집니다.

따라서 피부면역 회복을 꾸준히 시행함으로써 피부에 자생력 길러주기를 목표로 해야 합니다. 그렇게 하면 근치는 아닐지라도 정상 피부의 70~80%까지 회복할 수 있습니다. 물론 3년 이상의 꾸준한 치료가 필요하지요.

7 아토피와 음식 알레르기는 무슨 관계인가요?

아토피 가계력이 있는 어린이 아토피 환자는 음식에도 알레르기(알러지, Allergy) 반응을 많이 보입니다. 영유아기에 항생제나 예방접종을 잘못 사용해도 음식 알레르기 또는 아토피가 발생할 수 있습니다. 아토피에 음식 알레르기까지 겹치면 증상도 심해지고 치료도 어려워집니다.

음식 알레르기와 아토피는 별개의 질환입니다. 특정한 음식에 일어나는 거부 반응은 알레르기지 아토피가 아닙니다. 그러나 이 둘을 구분하기는 쉽지 않습니다.

아토피와 음식 알레르기가 동시에 오면 병행해서 치료해야 합니다. 피부면역을 향상시켜서 아토피를 치료하는 동시에, 알레르기가 있는 음식을 탈감작(脫感作)시키는 과정을 꾸준히 반복합니다. 탈감작이란 특정 음식에 대한 민감성을 줄여나가는 과정을 뜻하는 말로 민감 소실이라고도 합니다.

수유를 하는 엄마는 음식을 가리지 말고 다양하게 섭취함으로써, 아기가 모유를 통해 다양한 단백질과 영양소를 경험하게 해주어야 합니다. 이를 자기화(自己化) 과정이라고 부릅니다. 늦어도 3세까지는 다양한 음식을 경험하게 하는 것이 알레르기와 아토피 치료에도 도움이 됩니다. 어떤 음식이든 경험을 해서 면역계가 익숙해지면, 서양 사람이 청국장 냄새를 못 견뎌하는 것 같은 거부반응의 알레르기 현상이 나타나지 않습니다.

물론 패스트푸드나 과자류처럼 첨가물이 많이 든 음식은 알레르기나 아토피가 없는 사람의 면역계에도 매우 나쁩니다. 그런 식품은 최소화하는 게 상식이지요.

참고로 음식 알레르기 검사는 매년 그 결과가 바뀔 수도 있습니다. 올해는 땅콩, 현미, 진드기가 나왔는데 다음해에 검사하면 검사결과 그 종

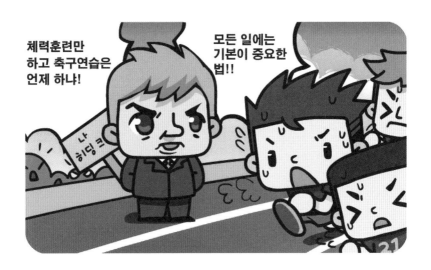

류가 달라지는 등 변화가 많이 보입니다.

피부면역이 좋아져서 아토피가 다 나으면 음식 알레르기도 소실되는 사례가 많습니다. 다 나았는데 혈중 알레르기 수치(Specific IgE)가 변하지 않고 그대로인 경우가 적지 않습니다. 혈액에서 알레르기 반응이 피부에 영향을 미치지 않게 되어, 가렵지 않은 탄탄한 피부로 바뀌는 것이지요. 임상적으로 피부면역이 좋아지면 피부색이 밝아지고 피부조직도 치밀해진다고 봅니다.

8 난치성 아토피에는 어떤 유형이 있나요?

가계력(family history)이 있는 경우

양쪽 부모나 조부모 중에서 알레르기나 아토피 또는 천식이 있는 가계력이 완연하면 즉, 유전적 경향성이 있으면 치료가 더디고 오래 걸릴 수 있습니다. 그리고 치료가 다 되었다고 하더라도 성장기에 다시 나타날 확률이 높습니다.

이럴 때는 재발이라고 생각하지 말고 피부면적이 넓어진 만큼 피부면역이 뒤따라 성장하는 데 무리가 생겼기 때문으로 이해해야 합니다. 실망하지 말고 다시 피부면역을 도와주어야 합니다. 가계력이 완연할 때 음식 알레르기 종류가 다양하게 나타나면 치료에 더욱더 애를 먹습니다. 치료 과정에 눈물겨운 인내와 꾸준함이 필요합니다.

가계력이 완연한데 치료시기를 놓치면 완전히 낫지 않으며, 치료된다 하더라도 한계가 있습니다.

어려서부터 매년 낫지 않고 지속적으로 아토피를 앓아온 경우

치료가 무척 어렵습니다. 항생제, 소염제 남용 등으로 인해 피부면역 획득에 실패했고, 그 상태로 계속 시간이 흘렀기 때문입니다.

또한 스테로이드를 오랫동안 사용해온 환자도 치료가 어렵습니다. 치료기간이 더 걸릴 뿐만 아니라 증상심화 과정도 훨씬 심하게 겪습니다. 증상심화 과정이란 자연면역(피부면역)이 제자리를 찾아가는 동안 일시적으로 증상이 더욱 심해지는 상태를 뜻합니다.

이와 같은 난치 아토피 환자는 최소 1년 이상, 4계절 동안 가려워서 잠 못 자는 고통의 시간을 겪습니다. 1년 후 조금씩 피부가 호전되며 빠르면 2년, 늦으면 3년 이상이 소요되기도 합니다.

오랫동안 아토피를 앓았더라도 스테로이드를 사용하지 않고도 아토피 증상이 전혀 나타나지 않은 기간이 1년 이상인 환자는 비교적 치료의 예후가 좋다고 봅니다. 그 시절의 괜찮았던 면역계로 되돌려 놓으면 되니까요.

피부가 검고 두껍게 변한 경우

아토피를 비롯한 피부 질환으로 피부가 검고 두꺼워지는 현상을 태선화(lichenification)라고 합니다. 피부가 검게 변한 것은 곧 피부에 멜라닌 색소가 침착되었다는 뜻입니다. 멜라닌 색소를 깔아서라도 약해진 피부를 보호하려는 현상이지요.

태선화도 가계력의 영향을 받으며, 장기간 스테로이드를 사용하면 발생하기도 합니다. 태선화가 발생했다면 피부면역 점수가 매우 낮다는 의미입니다. 따라서 아토피 치료에 시간이 오래 걸리고 어려움을 겪을 수 있습니다.

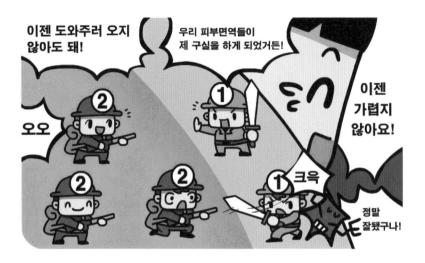

　피부 자체의 면역기능을 강화하는 '제대로 된' 치료를 꾸준히 받으면, 일정 기간의 염증 과정과 피부 재생 과정을 거친 뒤부터는 피부 세포가 교체됩니다. 그래서 시간이 지날수록 검게 착색된 부분이 옅어지면서 피부가 얇아집니다. 피부면역이 강해진 만큼 색은 밝아지고 치밀해지면서 얇아집니다.

　스테로이드를 사용하면 처음에는 빛 좋은 개살구처럼 피부가 밝아지는 것 같지만 오래 사용하면 암적색이나 암회색으로 착색되어 빛을 잃고 어두워집니다. 피부면역이 약해져서 나타나는 현상입니다. 강하고 건강한 피부는 색이 밝고 치밀합니다.

　태선화는 치료 과정이 2년 이상 걸리며 대부분 3년 이상의 꾸준한 관리가 필요합니다.

음식 알레르기 종류가 너무 많은 경우

음식 알레르기 검사상(specific Ig-E) 그 종류가 너무 많은 아토피도 치료 기간이 오래 걸리고 더딘 경과를 보입니다. 서서히 피부면역이 좋아져 아토피가 호전되면서 음식 알레르기가 하나씩 없어집니다. 그러나 그 과정과 시간이 두세 배 걸리는 게 일반적입니다. 피부면역이 좋아지면 피부조직이 치밀해지면서 혈액의 영향에서 벗어납니다.

혈관 내에서는 아무리 알레르기 반응이 일어나도 가렵지 않습니다. 혈액 검사에서 음식 알레르기 수치가 높게 나와도 혈액이 피부쪽으로 올라오지 않으면 가렵지 않지요. 이런 현상은 아토피도 마찬가지입니다. 피부면역력 회복이 아토피 치료의 핵심이라고 하는 이유입니다.

9 아토피가 더 심해지는 계절이 따로 있나요?

수많은 아토피 환자 케이스를 접하다 보면 아토피에도 계절성이 있다는 사실을 알게 됩니다. 즉 봄에 심한 타입, 여름 또는 가을, 겨울에 심한 타입이 다 따로 있습니다. 환절기에 심한 타입이 있는가 하면 사계절 내내 심한 타입도 있습니다.

봄에는 꽃가루와 황사가 피부에 영향을 주는 것으로 보이며, 여름에는 높은 온도와 습도로 인해 피부에 포도상구균이 많아집니다. 가을과 겨울에는 낮은 기온과 건조함에 적응하지 못한 피부가 아토피에 취약해집니다. "아토피 환자마다 취약한 항원성의 차이와 피부면역의 계절적 개인차가 있다"는 거죠. 이러한 계절성은 치료 과정에서 변하기도 합니다.

계절성의 파악은 치료의 예후를 판정하고 예측하는 데 유용하기 때문에 중요합니다.

예를 들어 여름에 심한 타입의 아토피 환자가 초가을에 치료를 시작

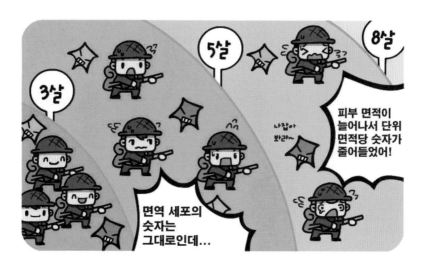

한다면, 초반에는 치료가 순조로울 것입니다. 하지만 다음 해 여름이 되면 갑자기 다시 심해질 수 있습니다. 이때 치료가 잘못되어 재발했다고 오해해서 '카더라 요법'이나 스테로이드를 쓰면 그동안의 노력이 허사가 됩니다. 몇 달만 더 노력하면 나아지는데 처음으로 돌아가버리는 셈입니다.

이러한 일이 벌어지지 않게 하려면 아토피의 계절성을 알아야 합니다. 치료과정에서 사계절은 지나야 파악되곤 합니다. 참고로 스테로이드를 사용하면 계절성을 파악하기 어렵습니다.

10 온열요법은 정말 면역효과가 있나요?

아토피 환자가 땀을 흘리는 게 좋냐는 질문을 종종 받습니다. 결론부터 말씀드리면 땀을 내는 편이 좋습니다. 아니, 땀을 내야 합니다. 인체가 내부 또는 외부로부터 열에너지를 받으면 피부면역이 활성화되기 때문입니다.

땀에는 카텔리시딘(cathelicidin)이나 디펜신(defensin)과 같은 자연 항생물질이 함유되어 있습니다. 이 물질은 우리 피부에 해로운 대표적인 병원균인 포도상구균을 억제한다고 알려져 있습니다. 땀을 흘려 포도상구균을 약화시킴으로써, 정상세균총이 우리 피부에 자리 잡게 도와줍니다.

또한 체온이 높을수록 면역세포의 활동도 활발해집니다. 특히 면역기능이 약한 암환자나 피부면역이 약한 아토피 환자, 알레르기 환자는 체온 보호에 각별히 유의해야 합니다.

그뿐만이 아닙니다. 땀이 나면 피부에 정체된 쓰레기(항원)도 청소됩니다. 땀구멍이 열려 있으면 장에서 만들어진 면역 효소가 피부로 더 잘 전달됩니다. 면역 효소와 유산균을 복용하면 장에서 면역 효소가 생성되는데, 이것은 우리 몸이 만들어내는 최고의 아토피 치료제입니다.

반신욕, 전신욕, 사우나, 효소찜질, 돌침대찜질 등 일주일에 두 번 이상, 최소 한 번 이상은 시원하게 땀을 내길 바랍니다. 한마디로 체력이 허락하는 한 온열요법을 자주 하면 좋습니다. 체온을 올리는 시간을 한 번씩 보내라는 의미입니다. 온열요법을 통한 면역효과를 노리는 것이죠.

특히 '효소 찜질'은 미생물 발효를 통하여 67도 이상의 고온으로 약 15분간 찜질하는 치료법입니다. 피부 깊숙이 열을 방사함으로써 세포 속 찌든 때까지 빼주는 온열요법입니다. 수많은 임상을 통해 효과를 톡톡히 보고 있습니다.

아토피 환자는 땀구멍이 막혀서 땀이 잘 나지 않으며, 땀이 나면 가려움도 심해지는 특징을 보입니다. 그러나 일시적으로 더 가렵더라도 피하지 말고 꾸준하게 땀을 내야 합니다. 당장의 가려움보다는 '의미 있고 근본적인' 치료가 되는 게 중요하니까요.

　아토피가 호전되면 땀 배출도 잘 되고 피부호흡도 잘 이루어지는 밝고 건강한 피부가 됩니다. 그때까지는 가렵고 괴롭더라도 꾸준히 땀을 내주세요. 단, 밤에 자면서까지 덥게 할 필요는 없습니다. 가려움증 때문에 제대로 잠을 못 이루면 안 되니까요.

아토피
치료를 위해

꼭

알아야 할
것들

아토피와 미생물의
숨겨진 진실

질병에 대한 뿌리 깊은 오해

아토피가 무엇인지 자세히 안내하기 전에, 먼저 병(病)에 대한 뿌리 깊은 오해가 무엇인지 말씀드리고자 합니다. "세균과 같은 미생물은 무조건 몸에 해로우며, 세균을 깨끗이 없앨수록 병에 걸리지 않는다"라는 오해가 바로 그것입니다.

이는 사실과 다릅니다. 우리 몸에는 항상 100조 개가 넘는 미생물이 우글거립니다. 이들은 우리 몸에 병을 불러오기도 하지만, 반대로 소화를 비롯한 생체 활동에 필수적인 역할도 담당합니다. 즉 좋은 미생물과 나쁜 미생물이 공존합니다.

예를 들어 아토피 피부염은 피부에 세균이 많아서 생기는 병이 아닙니다. 반대로 피부에 세균이 부족해서, 정상세균총을 이루지 못해 생기는 병입니다. 항생제나 예방 접종 때문에 어린이가 정상적으로 세균을 자기화하지 못하는 게 원인입니다.

지금까지는 한의학과 서양의학 모두 미생물을 백해무익한 존재로 오해했습니다. 그리고 많은 분이 세균은 무조건 박멸해야 한다고 생각하기에 이르렀습니다.

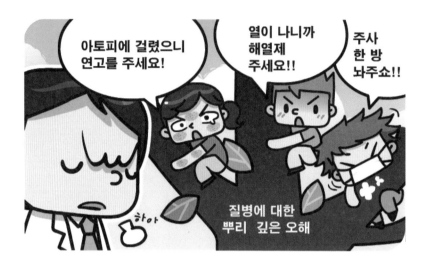

이것은 미생물에 대한 심각한 오해입니다. 이러한 오해를 바로잡지 않는 한 건강을 지키기 어렵습니다. 그래서 지금부터 "건강의 법칙 1, 2, 3"이라는 이름으로, 미생물과 질병에 대한 숨겨진 진실을 알려드리겠습니다.

건강의 법칙 1 – 소통

건강의 제 1법칙은 소통의 법칙입니다. 우리 몸은 피가 잘 돌아야 하고 기가 잘 순환해야 하며, 생각이 울체(鬱滯)되지(막히지) 않아야 합니다. 음식과 물이 몸으로 들어와 순하게 소화되어 나가고 공기 또한 막힘없이 들어오고 나가야 합니다.

그리고 눈에 보이지는 않지만, 미생물이 우리 몸 안팎으로 시원하게 소통해야 합니다.

미생물은 바이러스와 박테리아로 나눌 수 있습니다. 바이러스는 소아마비, 에이즈, 감기, 폐렴, 간염 등을 일으키며 숙주로 삼을 세포가 없으면 증식할 수 없습니다. 박테리아에는 결핵균, 대장균, 유산균 등이 있습니다. 세균은 원칙적으로 이 박테리아를 이릅니다.

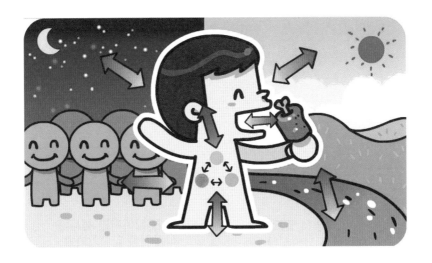

우리 장 속에는 이러한 미생물이 자그마치 100조 개 이상 삽니다. 그리고 그와 비슷한 수의 미생물이 온몸의 피부에 산다고 하지요. 우리 몸의 세포 수가 약 10조 개라고 하니, 우리 몸을 이루는 세포 수보다 더 많은 미생물과 함께 사는 셈입니다.

이들 미생물은 음식과 물, 그리고 공기를 통해 우리 몸속으로 들어왔

아토피 치료를 위해 꼭 알아야 할 것들

다가 대소변 등의 형태로 몸에서 빠져나갑니다. 제가 말하려는 소통과 순환은 이와 같은 '미생물의 소통'입니다.

하늘, 즉 공기 중에 떠다니는 수많은 미생물과 땅, 즉 물과 음식을 통해 들어오는 미생물과, 마지막으로 우리 인간의 몸속과 피부에서 함께 살아가는 미생물이 원활하게 소통해야 건강하게 살 수 있습니다.

이런 견해가 이상하게 느껴질지도 모르겠습니다. 항균 비누와 손 소독기, 각종 항균 약품이 날개 돋친 듯 팔려나가는 이때, 미생물이 우리 건강에 필수적이라고 하다니 말입니다.

세균이 적은 수만 우리 몸에 있을 때는 정상세균총(동물의 몸의 특정 부위에 장기간 서식하는 세균의 집단)의 일부인 채 아무 문제도 일으키지 않습니다. 오히려 새로운 미생물이 몸속으로 침입하지 않도록 막는 역할을 합니다.

그런데 어떤 이유로 특정 미생물의 수가 갑자기 늘어나면 문제가 생깁니다. 즉 평소에는 우리 몸에 필수적인 역할을 하다가 숫자가 폭증하

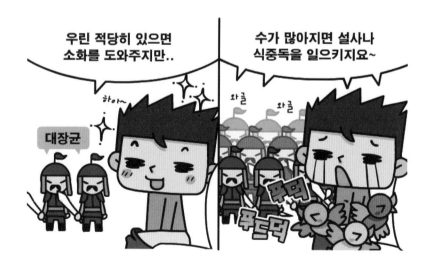

면 병을 일으킵니다.

대표적인 예가 바로 대장균입니다. 대장균이 대장에 없으면 우리는 음식물을 제대로 소화할 수 없습니다. 그런데 상한 음식을 먹거나 해서 대장균 수가 갑자기 늘어나면 복통과 설사를 일으킵니다.

우리 면역계는 특정 미생물이 너무 많아지는 현상을 싫어합니다. 어떤 미생물이 갑자기 불어나면 주위 미생물과 면역체계가 공격하고, 줄어들면 관용을 베풀어 공생하지요. 이를 면역반응, 면역관용 또는 정상세균화 과정이라고 합니다.

이처럼 미생물은 질병을 일으키기도 하지만, 한편으로는 건강을 유지해주기도 합니다. 한 가지 미생물이 인체에 해가 될 만큼 불어나지 않게 함으로써 스스로 공존과 평화 상태를 유지하기 때문이지요. 특히 면역질환에는 이러한 공존과 평화가 무엇보다도 중요합니다.

앞으로 반복해서 말하겠지만, 아토피 역시 우리 몸에 정상적으로 자리 잡아야 할 정상세균총이 제 역할을 못 하기 때문에 발생하는 질환입니다. 즉, 세균이 부족하기 때문입니다.

그럼 세균을 공급해주면 아토피가 나을까요? 네, 그렇습니다. 면역에 도움을 주는 세균을 입으로 먹고 피부에 깔아주면 아토피는 낫습니다. 피부면역이 회복되고 정상세균이 충분히 만들어지면 아토피는 분명히 호전됩니다.

지금 손을 씻고 몸을 청결히 하거나, 항생제를 비롯한 약을 사용하는 일 자체가 소용없다고 말씀드리는 게 아닙니다. 다만 미생물은 무조건 나쁘고 박멸해야 하는 대상이라고 보는 시각은 미생물의 위험성을 과소평가하는 일만큼이나 건강에 나쁘다는 얘기입니다.

즉 미생물에 대한 균형 잡힌 시각과 조화로운 관점이 필요합니다. 특히 인구의 대부분이 자연을 접하기 어렵고, 의료보험제도가 잘 되어 있으며, 항생제 남용이 심각한 우리나라의 현실을 볼 때 미생물과 건강에 대한 올바른 사고가 더욱 절실합니다.

몸속의 미생물을 죽이는 항생제를 복용할 때 유산균제제나 발효식품을 같이 섭취함으로써 정상세균총까지 소멸되지 않게 해야 합니다. 유럽과 미국에서 좋은 의사들은 항생제 처방을 최소화하려고 하며, 항생제를 처방하면 유산균 및 효소의 복용을 권장합니다.

선진국보다 항생제 처방이 과다한 우리나라도 이젠 유산균과 효소의 효능에 눈을 뜰 때가 되었습니다. 항생제는 좋은 균까지 죽이지만 유산균과 효소는 좋은 균과 나쁜 균에 선별적으로 작용합니다. 비유하자면 항생제는 논에 농약을 치는 것이고, 유산균과 효소는 지렁이와 청둥오리를 풀어서 친환경 농법을 하는 것입니다.

우리도 이제 "효소시대"로 나아가야 합니다.

미생물과 공존하고
조화를 이루는 삶

건강의 법칙 2 – 공존

우리의 몸은 미생물에 의해 좌우된다고 해도 과언이 아닙니다. 미생물은 음식과 공기를 통해 우리 몸속과 피부로 들어오며, 배설작용 등을 통해 우리 몸 밖으로 나갑니다.

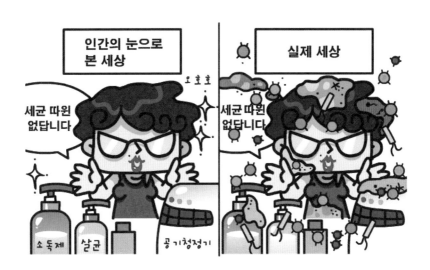

미생물은 피부에만 있지 않습니다. 대변의 1/3은 우리 몸에서 살다가 죽은 미생물의 시체입니다. 이것은 적어도 그 정도 양의 미생물이 음식과 호흡을 통해 우리 몸으로 들어왔거나, 우리 몸 안에서 그 정도 양만큼 불어났음을 의미합니다.

그뿐이 아닙니다. 미생물은 피부 점막과 소장과 대장, 위, 간 등 거의 모든 기관에 살고 있습니다. 우리의 오장육부에 미생물이 없으면 당장 그 기능이 심각하게 저하됩니다. 대장균이 없는 대장은 실제로 음식물을 제대로 소화하지 못합니다.

미생물은 나쁜 균이 침투하는 것도 막습니다. 예를 들어 위장의 정상 세균총이 강력하면, 위장병의 원인균인 헬리코박터균도 제대로 자리 잡지 못합니다.

동물은 출생 시에 어머니로부터 자연스럽게 미생물을 전달받습니다. 그 미생물은 면역세포의 "자기화(自己化) 과정"을 통해 내 몸의 일부이자 친구로 인식됩니다. 어머니의 태내에 있을 때, 모유수유를 하면서 수많은 유익한 미생물을 갖추어갑니다.

엄마 젖을 떼고 나서도 미생물을 받아들이는 과정은 계속됩니다. 2부에서 다시 말씀드리겠지만, 나에게 필요한 미생물을 등록하는 과정, 즉 "자기화 과정"이 계속됩니다. 말 그대로 나에게 유익한 세균을 "자기(自己)"로 등록해야 면역체계가 공격하지 않습니다.

자기화 과정이 제대로 이루어지지 않으면, 면역세포가 심지어 특정 단백질을 공격하기도 합니다. 이것이 바로 알레르기입니다. 그러므로 어렸을 때 가능한 많은 세균과 다양한 영양소를 경험해야 합니다. 지나치게 멸균된 환경이나 지나친 예방 접종, 지나친 음식 선별은 아기에게 오히려 해가 되지요.

건강의 법칙 3 - 조화

피부의 미생물이 많을수록 다양한 세균의 군집, 즉 정상세균총이 형성됩니다. 정상세균총이 잘 깔리면 외부의 세균이 우리 몸에 침입하기 무척 어려워집니다.

왜냐하면 우리 몸에 사는 세균이 새로운 세균을 견제하기 때문입니다. 서로서로 견제하여 조화를 이루면, 인체의 면역계는 부담을 크게 덜게 됩니다. 세균이 침입할 때마다 달려갈 필요 없이, 미생물의 조화와 균형으로 많은 세균이 저절로 퇴치되는 셈이니까요. 이러한 미생물을 공생균(共生菌)이라고 합니다.

그런데 이 중 하나의 미생물이 갑자기 많이 늘어나면 인체는 면역 시스템을 총동원하여 이 미생물을 공격합니다. 이와 같은 공격 상태가 바로 병에 걸린 상태입니다. 피부에서 진물이 나오거나 아토피에 걸리고,

몸속으로는 설사를 하며, 열이 나고 기침이 납니다. 아토피 환자의 피부에는 포도상구균이 정상인보다 약 8배가 많이 있다는 보고가 있습니다. 피부에서 미생물 균형이 깨진 탓입니다.

즉 미생물이 우리 몸에서 조화를 이루며 살아갈 때는 우리 몸에 도움이 되지만, 조화가 깨지는 순간 이상을 일으키고 싸움이 벌어집니다. 이와 같이 미생물과 미생물의 조화, 미생물과 인체의 조화야말로 간과하기 쉽지만 꼭 필요한 조화입니다.

쓸데없이 계속되는 면역반응은 그 자체가 곧 질병입니다. 불필요한 면역반응이 없는 평화로운 상태를 위해 정상세균총을 꾸준히 유지해야 합니다. 전쟁이 필요 없는 평화로운 상태가 곧 건강한 모습입니다. 이것이 바로 "효소시대"가 지향하는 건강 철학입니다.

미생물만이 미생물을 막을 수 있습니다

미생물을 무조건 없애려고 하지 마세요. 항생제나 약으로 미생물을 없앨

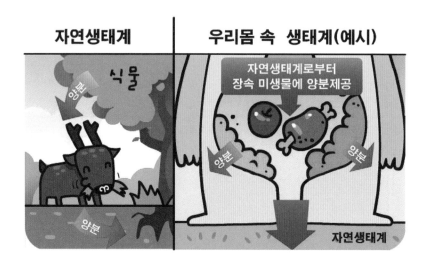

수 있다는 믿음은 어리석을 뿐만 아니라 건강에 아무런 도움이 되지 않습니다. 몸을 청결히 하되 발효음식을 많이 먹고 자연을 가까이함으로써 미생물과 공존해야 합니다.

건강의 제3법칙은 조화의 법칙입니다. 오장육부든 미생물이든, 하나가 너무 강해지거나 약해지면 문제가 된다는 법칙입니다.

우리의 몸은 조화의 법칙을 자연스럽게 체득합니다. 수많은 세균이 우리 몸에서 조화를 이루고 살다가, 하나가 득세하면 주위 세균과 우리의 면역체계가 가차 없이 공격합니다.

이러한 미생물과의 소통, 공존, 조화를 한마디로 정리하면 '우리 몸에 구축된 미생물의 생태계'입니다. 자연계의 수많은 동식물과 미생물이 서로 먹고 먹히는 관계를 맺고 조화를 이루며 살듯이, 우리 몸에 사는 숱한 미생물도 생태계를 이루며 삽니다.

현재 생물학계나 의학계, 산업계에서는 미생물의 가치와 효용성을 점점 더 높게 평가하고 있습니다. 실제로 많은 약품이 미생물로부터 생산됩니다. 우리 몸에 미생물의 생태계를 구축하는 것은, 부작용 없는 약을 24시간 공급해주는 공장을 세우는 일과 같습니다.

현대인은 미생물의 공포 속에서 살아갑니다. 그러나 미생물만이 미생물을 막을 수 있습니다. 자연으로부터 적극적으로 미생물을 받아들여 조화롭게 공존하는 사람만이, 미생물의 공포에서 진정으로 자유로워질 것입니다.

미생물이 아토피를
치료한다

- - - - - - - - - - - - - - -

방부제의 시대에서 효소의 시대로

미생물이 부족하면

미생물은 우리 몸의 항상성과 건강을 유지해줍니다. 예를 들어 미생물이
부족하면 당뇨병에 걸릴 수 있습니다. 혈액의 당을 처리하는 당대사 효
소를 생산하는 미생물이 없으면, 췌장과 같은 관련 장기가 제대로 작동

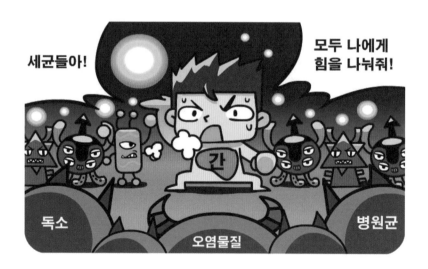

하지 못해 당뇨병이 발생하니까요.

　미생물이 부족하면 고혈압에 걸릴 수 있습니다. 우리 몸속에서 콜레스테롤과 같은 지질을 분해해주는 지질대사 세균이 없으면 혈중 지질 농도가 상승해, 결과적으로 고혈압이 생길 수 있다고 합니다.

　이뿐이 아닙니다. 미생물이 부족하면 면역 계통이 교란되어 아토피와 암이 발생할 수도 있습니다. 이처럼 우리 몸속의 미생물 균형이 깨어지면 미생물의 효소 생산이 부족해져서 간이나 위, 대장, 소장 등의 장기가 심각한 스트레스를 받습니다.

세균과 피부와 체취

우리 몸에 미생물이 골고루 잘 자리 잡으면 입과 변 그리고 피부에서 좋은 냄새가 나고 윤기가 돕니다.

　특히 체취가 좋아집니다. 암내가 줄어드는 것은 물론이고요. 피부미생물은 피부의 각질이나 피지 등을 먹고 효소를 배출하는데, 이것이 체취를 만듭니다. 따라서 좋은 미생물이 많이 살면 건강한 인간 본래의 체취가 나지요.

　좋은 미생물과 유산균의 섭취로 방귀 냄새도 없어지거나 향긋해집니다.

　이러한 미생물이 사람마다 다르기 때문에 사람마다 체취가 조금씩 다르기 마련입니다. 서양사람 특유의 체취, 나이 든 분의 몸과 방에서 나는 냄새 등이 다른 것도 바로 장과 피부에서 우리 몸의 기능을 돕는 미생물이 각기 다르기 때문입니다.

　피부에 직접 좋은 세균을 뿌려주거나 녹즙이나 음식물, 효소 제재 등

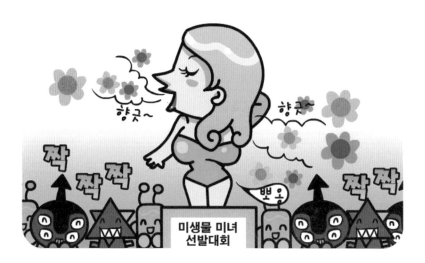

을 통해 미생물을 섭취하면 체취뿐만 아니라 장내 미생물 환경 자체가 좋아집니다. 앞에서 말씀드렸듯이, 우리 몸의 면역기능의 상당 부분은 대장에 사는 미생물이 담당하기 때문에 과민성 대장 증후군을 비롯한 소화 문제도 상당히 해결되고, 피부도 몰라보게 좋아집니다.

　"효소 시대"란 미생물이 생산하는 효소로 건강을 유지하는 시대입니다. 피부 건강도 마찬가지입니다. 효소를 통해 진정한 미인이 되는 시대가 이미 시작되었습니다.

아토피 희망 보고서

미생물을
먹어라

약식동원(藥食同原)의 참뜻

어떻게 하면 평소에 먹는 음식을 약으로 승화시킬 수 있을까요?

진부한 말이지만, 무엇보다 신선한 제철음식을 골고루 먹는 일이 중요합니다. 가공을 거치지 않을수록 좋습니다. 영양소 파괴를 막는 측면

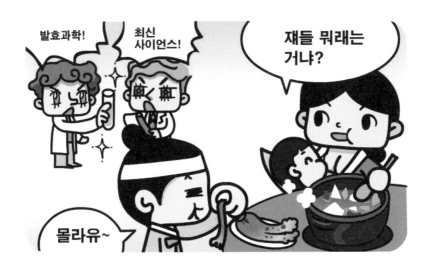

도 있지만, 되도록 많은 미생물이 살아서 몸속으로 들어오게 하기 위해서도 그렇습니다.

또한 김치나 된장과 같은 전통 발효식품으로 미생물을 섭취하는 것도 방법입니다.

제가 개발한 "아토파인"과 "효소시대" 역시 한방 물질과 한약 재료를 김치유산균 등의 면역효소를 생산하는 유산균으로 발효한 제품입니다. 그냥 생약을 활용할 때와 발효할 때는 효과에 큰 차이가 있었기 때문이지요.

다시 말씀드리지만 음식을 먹으면 음식의 영양과 기운뿐만이 아니라 미생물도 함께 먹습니다. 가공식품만 먹으면 그 식품에 본래 있는 미생물과 효소를 거의 먹지 못합니다.

항생제와 세균 사이의
무한전쟁

자연과 조화를 못 이루는 항생제

3~40년 전 항생제가 눈부시게 발전할 때는 인간이 미생물을 완전히 몰아낼 수 있다는 낙관적인 전망이 팽배했습니다. 꿈의 21세기가 되면 인체와 집안, 공공장소의 세균이 완전히 박멸되어 감기라는 질병 자체가 사라진다고 공언한 의학자도 있었습니다.

아시다시피 지금 현실은 완전히 정반대입니다. 아니, 선진국일수록 항생제를 줄이고 약의 사용을 줄이려고 노력합니다. 감기에 걸렸다고 해서 항생제나 해열제를 함부로 처방하지 않습니다. 비타민만 처방하고 2~3일이 지나도 증상이 호전되지 않으면 그때 다시 보는 게 상식이 되었죠. 근본적으로 우리를 치료하는 것은 면역세포뿐이라는 사실을 알기 때문입니다.

서양에서는 항생제와 같은 약물을 지양하고, 우리 몸이 원래 지닌 자생력에 주목하고 있습니다. 이는 동양의학이 오래전부터 추구해온 바입

아토피 치료를 위해 꼭 알아야 할 것들

니다.

한의학은 감기 바이러스를 죽이기 위해 항생제와 같은 약물을 사용하지 않습니다. 전체적인 조화가 중요하다는 사실을 알기 때문이지요. 그 대신 우리 면역계 스스로 감기 바이러스를 퇴치할 수 있도록, 인체의 음양기혈의 안정을 유지함으로써 좀 더 쉽게 퇴치하도록 도와줍니다.

한의학은 인체의 자생력과 음양의 균형 그리고 미생물과의 공존과 평화를 중요하게 여겨왔습니다. 오래전에 이미 '자연과의 조화'라는 법칙을 이해한 것입니다.

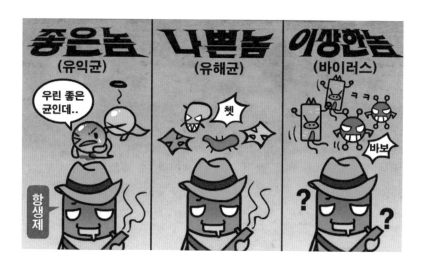

항생제 내성의 무서움

더 큰 문제는 항생제 내성입니다. 항생제 내성이란, 아무리 항생제를 투입해도 세균을 죽일 수 없는 상태를 의미합니다.

항생제를 투입하면 대다수의 세균이 죽지만, 그중 일부는 그 항생제

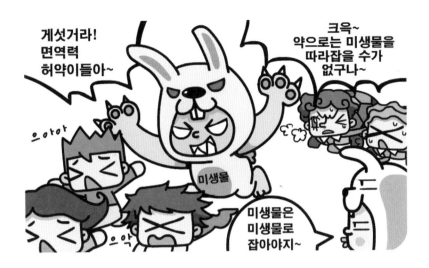

로부터 살아남습니다. 살아남은 일부는 경쟁자가 없는 상태에서 폭발적으로 번식하는데, 이러한 과정을 반복하다 보면 특정 세균이 항생제를 견딜 수 있게 됩니다.

이러한 항생제 내성은 이미 우리 주변에서 심각할 정도로 진행되어 있습니다. 여러 종류의 항생제에 내성이 있는 MRSA(Methicillin-resistant Staphylococcus aureus:메티실린 내성황색포도상구균)뿐만 아니라, 세계 최강의 항생제라 불리는 반코마이신(vancomycin)에 내성을 가진 세균이 출현하고 있습니다. 이른바 슈퍼 박테리아입니다.

이처럼 극단적인 미생물이 아니더라도 우리는 이미 심각한 항생제 내성의 후유증에 시달리고 있습니다. 특히 어린이는 중이염을 비롯해 농가진, 폐렴 등의 감염증이 잘 낫지 않는다고 합니다. 마치 마약에 깊이 중독되어 더 강한 마약을 찾듯이 더 강한 항생제, 약을 찾을 수밖에 없는 상황입니다.

면역계, 아픈 만큼 성숙합니다

그러면 어떻게 해야 할까요? 답은 우리 몸의 면역체계를 정상화하는 것입니다. 어지간한 병은 스스로 앓는 과정을 통해 싸워 이기게 해야 합니다.

　우리가 병이라 부르는 증상은 면역계를 비롯한 신체가 잘못된 부분을 바로잡기 위해 투쟁하는 동안 발생합니다. 가려움, 편도선 부음, 설사, 기침, 고열, 재채기 등 모든 증상은 인체가 항상성을 되찾아 건강해지려고 몸부림치는 과정일 뿐입니다. 그러므로 증상에만 집착해 무조건 약을 써서 방해하면 안 됩니다.

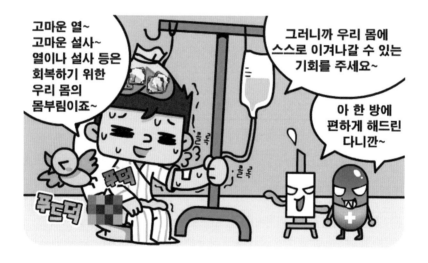

　이러한 증세를 질환적 관점에서 보면 염증(炎症)이지만 면역학적 관점에서 보면 방어(면역)의 활동현상으로 이해할 수 있습니다. 이 과정에서 적(세균, 바이러스 등)과 싸워 이기면 그 증세는 자연히 소실됩니다.

소염제와 해열제가 염증면역세포의 작용을 억제하여 열이 나지 않을 뿐, 원인을 해결한 게 아닙니다. 소염제의 남용은 면역세포의 활동을 떨어뜨리므로 오히려 세균의 활동을 조장할 수 있습니다. 해열제도 38.5도 이상의 고열일 때만 적절히 사용해야 합니다.

면역계는 스스로 싸워서 이겨내는 고통스러운 과정을 겪지 않으면 제대로 성숙할 수 없다는 사실을 꼭 기억하시기 바랍니다.

아토피 치료를 위해 꼭 알아야 할 것들

약이 병을
키운다

몸 본래의 생명력과 저항력을 믿으세요

항생제를 비롯한 약물이 몸에 해로운 줄 알면서도 사용하는 악순환을 끊어야 합니다. 물론 약을 완전히 끊어야 한다는 말은 아닙니다. 약의 사용을 줄임으로써 우리 몸의 자연치유력을 되살려야 한다는 뜻입니다. 우리 몸과 우리 주변의 환경이 가진 온전한 치유력을 되살려야 합니다.

수십억 년의 시간을 거쳐 이루어진 우리 몸의 면역체계, 또한 그 기나긴 세월 동안 우리와 함께 공진화해 온 유익한 미생물의 힘을 믿어야 합니다. 약은 그러한 시도가 피치 못할 이유로 좌절되고 우리의 생명력이 약해졌을 때, 최소한의 도움을 주는 목적으로 사용해야 합니다.

처음에는 두려울 것입니다. 병이 나면 약을 써서 고쳐야 한다는 강박관념에서 벗어나기 어려울 테니까요. 그러나 우리의 몸 본래의 생명력과 저항력을 믿으세요. 그 힘을 기르고 되찾기만 하면 이전과는 비교할 수 없을 정도로 건강해질 것입니다.

아기 때 저절로 낫는 병이었던 아토피

인류는 현재 높은 수준의 위생 관념과 의학 지식, 최첨단 의료 장비 등을 갖추고 있습니다. 그러나 미생물은 더욱 까다로운 형태로 진화, 발전하고 있습니다. 대표적인 예가 바로 "기존의 어떤 치료법으로도 치료가 불가능한" 슈퍼 박테리아와 아토피 질환입니다.

아토피는 불과 3, 40년 전만 해도 아기 때에 저절로 낫는 병이었습니다. 병이라기보다는 성장통에 가까웠습니다. 한방에서는 "태열(유아 아토피)은 땅을 밟고 돌아다니면 낫는다"라고 하며 질병으로 취급하지도 않았으니까요.

물론 태열과 아토피는 다릅니다. 다만 영유아 아토피는 태열이 계속 낫지 않고 지속되는 것으로 볼 수 있습니다. 다시 말해 면역의 균형이 깨지면서 면역력이 약해졌고, 이로 인해 태열이 자연히 낫지 못하고 아토피로 계속되었다고 봅니다.

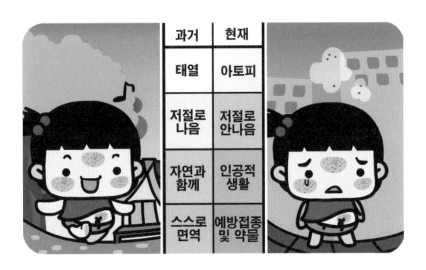

피부면역 획득이 중요하다

그렇다면 태열이란 무엇일까요? 거의 모든 어린이가 가볍게 겪고 지나간 태열이 심각한 아토피로 발전한 이유는 무엇일까요?

태열은 엄마로부터 물려받은 항체수치가 높기 때문에 발생합니다. 영아는 엄마로부터 받은 혈중 면역세포의 힘으로 자신의 몸을 질병으로부터 지킵니다. 그래서 돌이 될 때까지는 감기에 잘 걸리지 않습니다.

하지만 엄마로부터 받은 항체수치가 고갈되는 생후 10개월경부터는 감기와 질병에 걸립니다. 그와 동시에 태열도 좋아져서 돌 무렵에는 눈에 띄게 호전됩니다.

아기가 엄마 몸에서 세상으로 나온 뒤 가장 극심한 환경변화를 겪는 부분이 바로 피부와 호흡기, 위장관입니다. 양수 속에서 10개월 동안 보호받은 피부와 위장이 바깥 공기와 음식에 직접 노출되기 때문입니다. 또한 그 순간부터 엄청난 수의 미생물의 공격과 교류가 시작됩니다.

생후 8개월에서 12개월 정도까지는 엄마로부터 물려받은 면역으로 견딜 수 있습니다. 문제는 그 이후입니다. 아기는 자신의 면역 체계를 구축해야만 합니다.

그런데 태어나자마자 말하거나 걸어 다닐 수 없는 것처럼 면역 시스템도 저절로 완성되지 않습니다. 아기의 면역 시스템 또한 끊임없는 경험을 통해 배워나가지 않으면 안 됩니다. 즉 엄마에게서 받은 "천연 항생제(면역력)"가 모두 소진된 뒤, 자신의 면역 체계를 전체적으로 완성하는 과정이 만 3세까지 진행이 됩니다.

미생물과의 접촉 및 기회감염을 통해 면역 체계가 충분히 형성되지 못하면, 피부면역의 정상적인 성장도 어려워집니다. 아토피는 이런 상황

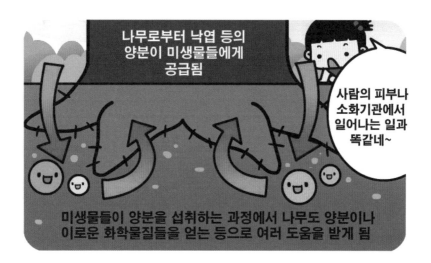

에서 나타납니다. 돌 이전의 아토피는 태열이라고 하고, 돌 이후에도 가려움이 계속되면 아토피라고 하지요.

태열은 엄마로부터 받은 혈중 항체수치가 높은 상황이고, 반면에 아토피는 어떤 외부작용에 의한 피부면역 획득에 실패한 까닭입니다. 아토피의 본모습을 한마디로 정의하면 피부면역 결핍입니다.

이때의 '외부의 작용'에는 예방접종, 약물남용, 지나치게 청결한 환경에 대한 집착 등이 있습니다. 앞에서 전국민 의료보험 제도가 널리 시행된 시기와 아토피가 폭발적으로 늘어난 시기가 일치한다고 말씀드렸죠?

의료보험 제도를 통해 예방접종이나 약물을 쉽고 저렴하게 받으면 분명 질병에 걸릴 확률은 줄어듭니다. 그러나 이러한 "인위적인 면역"은 아기 자신의 것이 아닙니다.

항생제와 예방주사는 인류의 생존율과 수명을 높여줬습니다. 그러나 '적자생존'이라는 생태계의 법칙과 충돌함으로써, 아토피와 알레르기라는 질환이 발생하는 주요 원인이 되고 말았습니다.

항생제와 예방주사가 '기회감염을 통한 피부면역 취득'을 방해했다고 볼 수 있습니다. 이런 경우를 "자연면역 취득과정이 생략되었다"라고 말합니다.

도라지 발효물 – "효소 시대"로의 초대

인간을 위해 만들어진 약물이 인간 본래의 생명력을 앗아갈 뿐만 아니라, 몸의 안팎에 사는 유익한 미생물까지 죽임으로써 아토피와 같은 질병의 원인이 되고 있습니다.

고통스럽고 시간이 오래 걸리더라도, 마음을 단단히 먹고 이러한 악순환을 끊어내야만 합니다. 아토피의 예를 들면, 더디고 괴롭더라도 스테로이드와 같은 약물을 끊고 자신의 면역력이 회복되게 해야 합니다.

그럼 면역력을 회복할 방법은 과연 무엇일까요?

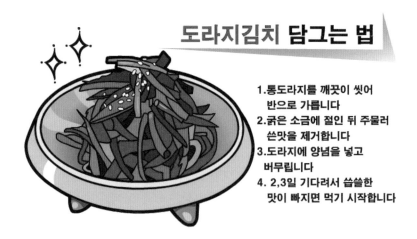

도라지김치 담그는 법

1. 통도라지를 깨끗이 씻어 반으로 가릅니다
2. 굵은 소금에 절인 뒤 주물러 쓴맛을 제거합니다
3. 도라지에 양념을 넣고 버무립니다
4. 2,3일 기다려서 씁쓸한 맛이 빠지면 먹기 시작합니다

첫 번째 답은 피부에 정상세균총이 깔리게 하는 것입니다. 정상세균총, 즉 유익한 미생물 무리가 공존하는 피부는 천연의 항생제 공장이 있는 것과 마찬가지입니다. 물론 이때 피부는 몸 밖의 피부와 몸속의 피부 모두를 말합니다. 몸속 피부는 내장의 안과 겉을 뜻합니다.

두 번째 답은 바로 도라지와 김치에 있습니다. 좀 더 정확히 말하면 "김치 유산균으로 발효시킨 도라지 발효물"(발효 도라지)이 답입니다. 장을 잘 담근다는 기록이 고대 중국 역사서에 남아있을 정도로 우리 조상님은 오래전부터 효소와 발효에 정통했습니다.

면역 활성이 우수한 도라지

도라지는 한방 명칭으로 길경(桔梗)이라고 합니다. 동의보감에는 폐기(肺氣)를 다스리고 인체의 기(氣)를 내리며, 인후통과 가슴의 통증을 다스린다고 소개하고 있습니다. 그뿐 아니라 감기의 예방과 치료 그리고 피부질환을 위한 주요 약재로 쓰였습니다.

서양의학에서도 항바이러스 효과가 있어 감기에 효과가 있다고 알려져 있습니다. 또한 사포닌 성분과 알레르기 비염 치료 효과도 보고되었습니다.

저의 도라지아토피 효능 실험 또한 〈ANNALLERGY〉라는 국제학술지를 통해 널리 인정받은 바 있습니다(부록 참고).

한편, 김치유산균(Lactobacillus plantarum)에도 항바이러스 효과 및 면역 활성 효과가 있습니다. 김치유산균의 종류는 1,000가지 이상이라고 합니다. 김치유산균 중 일부는 면역 활성이 매우 우수하여 젖꼭지 유산균으로 유명한 루테리(Reuteri) 유산균보다 뛰어난 효과를 보여준 바 있

아토피 치료를 위해 꼭 알아야 할 것들

습니다.

그래서 저는 도라지를 면역 활성이 우수한 김치유산균으로 발효하여 "아토파인 발효물"(발효 도라지)이라는 아토피용 치료조성물을 개발했습니다. 굳이 아토파인 발효물을 이용하지 않더라도, 생활 속에서 도라지로 김치를 담가 먹으면 아토피나 알레르기뿐만 아니라 감기예방에도 좋은 효과를 볼 것입니다.

피부의 생명력을 믿고 뚝심 있게

아토피는 면역의 불균형으로 생기는 알레르기성 질환입니다.

따라서 1차 면역과 2차 면역의 불균형을 해소해야 하는데, 이를 위해서는 미생물이 아토피 치료와 건강에 꼭 필요하다는 점을 깨닫고 도라지 김치 발효물(발효 도라지)과 같은 미생물 효소 식품을 섭취하며 1년 이상 치료해야 합니다.

무소의 뿔이 혼자서 천 리를 가듯이 꾸준히, 뚝심 있게 면역력을 성장시켜야 합니다. 봄, 여름, 가을, 겨울의 환경이 모두 다르기 때문에 최소한 사계절을 다 지나야 합니다. 느린 것 같지만 반드시 나을 수 있습니다. 인체와 피부가 가진 생명력을 믿으십시오.

이것저것 근거 없는 "카더라"식 민간요법이나 치료는 상황을 더욱 악화할 뿐입니다. 우직하게, 꾸준히 가는 것이 가장 빨리 가는 방법입니다. 아토피를 이길 해답(즉 정상세균총과 같은 미생물)은 우리 몸에 이미 오래전부터 살고 있었습니다.

진리는 언제나 단순하지만 실천하기는 어렵습니다. 아토피는 이처럼 치료하면 반드시 낫는 병이므로 느리고 더디다고 생각하지 말고 이 책

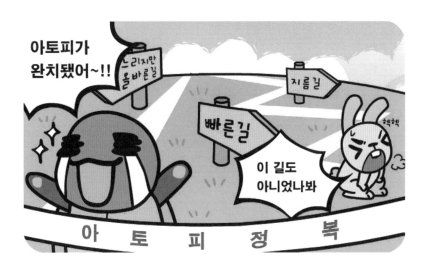

에서 전해드린 대로 꾸준히 실천하면, 어느새 깨끗한 피부를 가진 자신을 발견할 것입니다. 이것이 바로 "효소시대"가 열어나갈 새로운 세계라고 감히 말씀드립니다.

2

아토피

정말

궁금해요

이것이 아토피다

세균은 적이 아니라 친구다

인체의 청소부 '면역' 알아야 아토피 잡는다

아토피 치료의 원리

이것이
아토피다

아토피란

아토피는 "면역 불균형으로 인해 생기는 만성 알레르기성 질환"입니다.
좀 더 자세히 말하면 "피부 자체의 방어력 즉 자연면역 결함으로 인해
발생하는, 밤 시간의 가려움을 주 증상으로 하는
만성 알레르기성 질환"입니다.

　아토피가 무엇인지 정확히 알아야 올바른 치
료법을 찾아낼 수 있으며, 일시적으로 증상이 악
화되거나 치료가 더디더라도 흔들리지 않고 치
료해나갈 수 있습니다.

　아직까지도 검증되지 않은 기상천외한 아토
피 치료법이 난무합니다. 물론 그 수많은 방법
중에는 분명 누군가에게는 효과 있는 방법도 있
겠지요. 다만 어떤 방법이든, 다음에 제시한 아

면역의 정의

면역(免疫)을 글자 그대로 해
석하면 역병을 면한다는 뜻
이다. 백혈구를 비롯한 면역
세포가 우리 몸에 해가 되
는 물질을 없애는 현상을
말한다. 하지만 단지 바이러
스나 세균만을 퇴치하지는
않는다. 나에게 해롭다고 판
단되는 모든 물질을 제거하
는 것이 면역이다.

토피의 근본 원인에 입각해서 살펴보고 검증할 필요가 있습니다.

"아토피는 면역불균형으로 인해 발생하며, 따라서 면역불균형을 해결해주면 치료된다."

아토피가 면역 질환인 이유 세 가지

1) 미칠 듯한 가려움

아토피 환자는 밤이 두렵습니다. 밤이 되면 더욱 심해지는 가려움증 때문이죠.

아토피 환자가 낮보다 밤에 더 가렵다는 사실은 아토피가 면역 질환

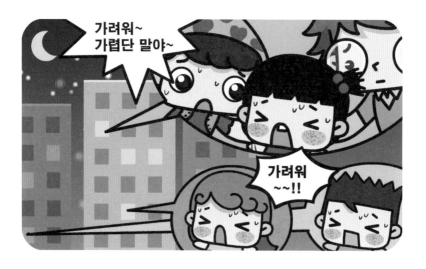

이라는 강력한 증거입니다. 밤이 되면 우리 몸은 전체적으로 휴식과 청소, 정리 모드에 들어갑니다.

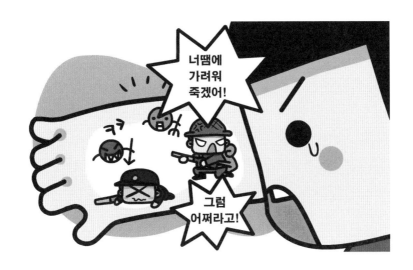

　건강한 사람의 피부면역 체계는 휴식하는 동안에도 제대로 작동하기 때문에 별 문제가 없습니다. 하지만 아토피 환자는 다르죠. 면역 시스템의 불균형 때문에 야단법석을 피우며 비상 체제에 돌입합니다.

　이 비상 체제의 부작용이 바로 가려움입니다. 경찰 병력(피부면역)만으로는 치안 유지가 불가능해지자, 계엄령이 발동되어 군대(혈중 알레르기 면역)가 경찰의 역할까지 맡은 것이지요. 하지만 계엄령이란 비정상적인 상태라서 많은 부작용을 낳기 마련이므로, 속히 정상적인 사회 시스템으로 돌아가야만 합니다.

　그런데 눈앞에 적을 두고도 경찰이 제구실을 못 하면 군대가 돌아가고 싶어도 돌아갈 수 없습니다. 이와 같은 지속적인 계엄 상태가 바로 아토피 질환인 셈입니다. 실제로 아토피 환자의 혈액을 채취해서 검사해보면 '경찰'이 아닌 '군대'가 많이 늘어나 있는 모습을 확인할 수 있습니다.

　눈치 빠른 독자라면 여기서 한 가지 흥미로우면서도 중요한 사실을 발견했을 것입니다. 우리 몸에 들어온 이물질 때문에 가려운 게 아니라, 그 이물질을 처리하기 위해 발동한 비상 면역 시스템 자체가 가려움증의 원인이라는 사실 말입니다.

즉, '아토피 유발 물질'이나 '아토피 균'은 원칙적으로 존재하지 않습니다. 이것은 매우 중요한 문제입니다. 에이즈는 에이즈 바이러스에 의해 발병하고 감기는 감기 바이러스에 의해 발병하지만, 아토피는 불특정 항원에 대한 잘못된 면역반응 그 자체를 의미합니다.

2) 피부 염증과 아토피

아토피 환자 중에서 가끔 2차 감염이라는 피부 염증을 겪는 케이스가 있는데, 이런 환자는 2차 감염을 스스로 이겨내고 3개월 후 즈음에 대부분 아토피 증세가 많이 호전된 모습을 보입니다.

일반적으로 피부에 2차 감염이 되면 고름이 나거나 종기가 생깁니다. 아토피 환자의 피부에 노란 고름과 종기가 보인다면 증상이 호전되어 간다는 뜻입니다. 즉 피부면역반응이 작동하기 시작했다는 증거입니다.

일반적인 피부염에서 상처에 고름이 나고 낫는 과정보다 아토피 피부염의 상처에서 고름이 나고 낫는 과정이 훨씬 더디기 때문에, 단순히 염증의 결과로 아토피가 낫는 것처럼 보입니다.

다시 말해 피부 염증 자체가 아토피를 낫게 하는 게 아니라, 피부면역 이상(불균형)이 수정되는 결과로 염증도 생기고 아토피도 낫습니다. 피부의 면역능력이 좋은 사람이 오히려 염증을 겪으므로, 염증 자체를 무조건 불결하고 나쁘다고 여길 필요는 없습니다. 아토피 환자에게는 오히려 환영할 만한 일이지요.

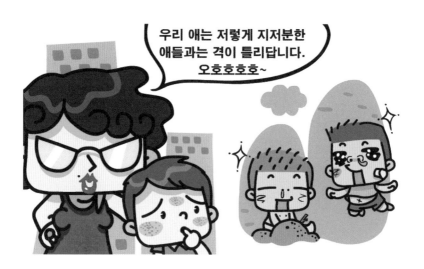

염증은 병리학적 측면에서는 치료해야 할 병적 상태로 보지만, 면역학적 측면에서는 문제 해결과정의 반응으로 봅니다. 누런 콧물을 달고 살며, 곪는 종기를 경험하며 살던 옛날 아이들이 피부의 면역학적인 면에서는 최고의 훈련을 받은 셈입니다. 즉 저절로 자연면역 취득과정을 거쳤기에 아토피에 잘 걸리지 않았지요.

아토피가 면역 질환이라는 점, 좀 더 정확히 표현하면 '면역 불균형으로 인한 만성 피부 질환'이라는 주장에는 이밖에도 많은 증거가 있습니다. 그 내용은 다음 장에서 다시 짚어보기로 하고, 지금은 아토피의 치료 방법을 간단히 살펴보겠습니다.

3) 스테로이드는 면역 억제제입니다

예전에는 아토피를 비롯한 많은 피부병을 스테로이드 제제로 치료하였습니다. 스테로이드 약물이 처음 개발되었을 때만 해도 기적의 약으로 뜨거운 사랑을 받았지요.

그런데 이 스테로이드는 사실 강력한 면역 억제제입니다. 면역 억제제 중에서도 가장 빠르고 확실한 효과를 보여주기로 유명합니다. 면역 억제제인 스테로이드가 아토피에 탁월한 효능을 보인다는 사실이 바로 아토피가 면역 질환이라는 좋은 증거인 셈입니다. 스테로이드는 특정 질환에 적절히 사용하면 명약이 됩니다.

다만 이제는 익히 알려져 있듯이 면역을 억제하는 작용만으로는 근본적인 치료를 할 수 없습니다. 오히려 내성이 생겨서 점점 더 많은 스테로이드를 써야 하고, 결국에는 스테로이드로도 아무 효과를 볼 수 없는 지경에 이릅니다.

그렇다고 스테로이드를 섣불리 끊을 수도 없습니다. 얼마 못 가서 증상이 몇 배나 심해지기 때문이지요. 이를 탈스(탈스테로이드) 현상, 리바운드 현상(rebound effect) 등으로 부릅니다.

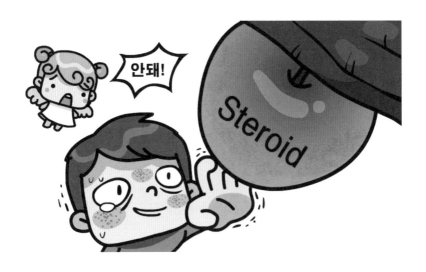

아토피 환자는 1차 면역이 붕괴되어 2차 면역이 과민해진 상태입니다. 이런 피부에 면역 억제제인 스테로이드를 사용하면 1, 2차 면역이 모두 약해집니다. 과민한 상태였던 2차 면역이 진정되기 때문에 일시적으로 가려움증은 줄어듭니다. 하지만 안 그래도 약하던 1차 면역인 피부면역은 더 큰 타격을 입죠. 결과적으로 면역 불균형이 더욱더 심해집니다.

스테로이드는 일시적으로 몇 번 사용하여 낫고 재발이 안 된다면 아주 효율적이고 훌륭한 약입니다. 그러나 반복적으로 계속 사용하면 더 큰 문제와 부작용을 각오해야 합니다. 임상에서는 주 1회 정도만 사용해도 면역 불균형이 발생합니다.

현대인은 피부면역이 약해져 있기 때문에 스테로이드는 적게 사용할수록 좋습니다.

감기와 열 증상이 지니는 의미

사람이 아플 때, 다시 말해 세균이나 바이러스에 감염되었을 때는 몸에서 열이 나기 마련입니다. 열이 나는 것은 자연면역 체계가 활발히 활동하여 몸 안에 침입한 이물질을 퇴치하려고 노력하기 때문입니다.

즉 열 자체는 나쁘지 않고 오히려 자연스러우며 필수적입니다. 39도를 넘는 열이 4일 이상 심각하게 지속되지 않는다면 항생제를 먹지 말아야 합니다. 몸이 열을 내서 몸속 병원균이나 이물질을 퇴치하는 과정을 존중해줄 필요가 있습니다.

아토피가 있다면 38.5도 이상의 고열일 때만 해열제를 최소한으로 써야 바람직합니다.

감기는 보통 3일 정도 후에 정상 체온으로 돌아옵니다. 우리 몸이 바이러스를 이겨내고 나면 더 이상 면역 활동을 할 필요가 없기 때문이지요.

감기에 걸리면 몸을 따뜻하게 해서 땀을 내는 것이 상식입니다. 면역체계의 활동이라는 면에서, 감기와 아토피는 근본적으로 같은 질환입니다. 말하자면 감기는 '상기도 호흡기에 나타나는 일시적인 염증'이고 아토피는 '피부에 나타나는 지속적인 알레르기 반응'이지요.

따라서 아토피도 감기와 마찬가지로 몸을 따뜻하게 해주어야 합니다. 물론 몸을 따뜻하게 해주면 면역체계가 활발히 작동하므로 더 가려울 수 있습니다. 그러나 가려움증 때문에 몸을 차갑게 만들면, 근본적인 아토피 치료와는 점점 더 멀어질 뿐입니다.

아토피가 만성화될수록 감기에도 몸살과 열이 잘 나지 않습니다. 오히려 면역기능이 발달하고 피부면역이 좋은 건강한 아이들이 감기에 걸릴 때 열이 잘 납니다.

이러한 과정을 "기회감염을 통한 자연면역취득과정"이라고 합니다. 감염을 통해서만 건강한 자연면역을 취득할 수 있다는 뜻입니다.

즉 우리 몸을 지키는 면역 시스템은 저절로 완성되지 않습니다. 미생물과의 교감을 통해 시행착오를 겪으며, 즉 아프고 낫고를 반복하면서 성장해간다는 사실을 잊지 마세요.

음식, 체질, 아토피 사이 상관관계

한의원에서 임상을 보다 보면 가장 많이 받는 질문이 이 두 가지에 관해서입니다. 특히 저희 한의원에 처음 오는 환자나 보호자들은 뭘 먹으면 안 되는지, 뭘 먹으면 좋을지 반드시 묻곤 합니다. 음식에 관한 질문이지만, 체질에 대한 질문이기도 합니다.

결론부터 말하자면 아토피와 음식 또는 아토피와 체질(사상의학)은 그다지 관계가 없습니다. 따라서 먹고 싶은 음식이 있으면 너무 걱정하지 말고 먹어도 괜찮습니다.

오히려 아토피를 위한답시고 먹고 싶은 음식 못 먹고, 먹기 싫은 음식만 먹어서 받는 스트레스가 더 나쁠 수 있습니다. 특히 아토피를 앓는 아이에게 한 번에 한 가지 음식만 먹인 뒤 아이의 아토피 증상을 관찰하는 부모님이 종종 있는데 매우 훌륭한 실험 정신(?)이지만, 유감스럽게도 아무 소용없는 짓이라는 사실을 과학자들이 이미 밝혀냈습니다.

아토피 환자의 혈액과 특정 음식의 성분을 실험실에서 반응시켜보니, 한 달 전에는 A라는 물질에 반응했는데 오늘은 반응하지 않거나, 6개월 전에는 B라는 물질에 반응하지 않았는데 오늘은 반응한다는 사실이 확인되었죠.

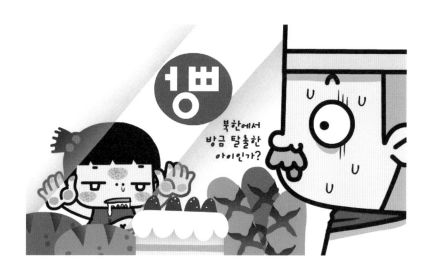

음식을 철저하게 가려서 먹느라 받은 스트레스가 오히려 아토피에 더 나쁠 수 있습니다. 앞에서 말씀드린 대로 아토피에는 잔류농약이나 항생제보다 스트레스가 더 나쁘거든요.

결론! 음식을 가려서 먹되, 철저하게 가려 먹지 말고 먹고 싶은 음식은 즐기십시오. 물론 가공식품과 패스트푸드, 인스턴트식품 등은 정상인에게도 좋지 않으니 피하는 것이 좋습니다.

그런데 여기에는 두 가지 예외가 있습니다.

첫째, 지금까지 말한 내용은 어디까지나 일상적으로 먹는 음식의 범주 안에서입니다. 인삼이나 녹용, 꿀, 기타 건강보조식품 등의 '약(藥)'은 약성(藥性)이 있기 때문에 이야기가 달라집니다.

약은 음식과 달리 인체의 특정한 기능을 갑자기 활성화하거나 갑자기 저하하는 역할을 합니다. 모든 약(藥)은 사실 독(毒)이라는 말도 있지요. 건강한 사람은 크게 걱정할 필요 없지만, 면역 체계에 이상이 생긴 아토피 환자는 큰 영향을 받을 수 있습니다.

예를 들어 홍삼이나 꿀은 면역력을 높여주는 좋은 약입니다. 그러나 아토피 환자에게는 부작용이 나타날 수 있습니다. 아토피는 암처럼 '면역력 약화' 때문에 생기는 병이 아니라 '면역 불균형'으로 인해 생기는 병이기 때문입니다. 1차 면역은 돋우고 2차 면역은 올리지 않아야 하는데 둘 다 올려버리는 문제가 생길 수 있죠.

둘째, 특정한 단백질의 자기화(自己化)에 실패하는 바람에 면역 체계가 그 단백질을 적으로 인식해서 공격하는 상황입니다. 엄마가 모유수유를 하지 못했거나 아기에게 음식을 지나치게 가려서 먹일 때 발생합니다.

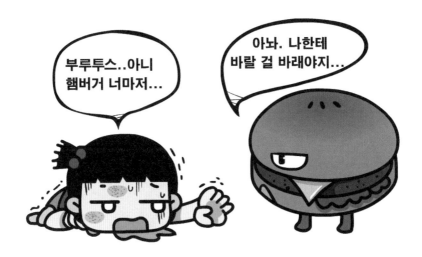

인간은 태어난 직후부터 여러 가지 음식을 먹으면서 수많은 종류의 영양소 분자를 안전하다고 인식하는 훈련 과정을 거칩니다. 그런데 어떤 한 이유로 이 과정에 이상이 생기면 면역세포가 일반적인 음식물 분자에도 과잉 면역 반응을 보입니다. 이것이 바로 복숭아 알레르기, 고등어 알레르기와 같은 음식 알레르기입니다.

알레르기는 '특정 부위에서 특정항원에 대한 쓸데없는 과잉 면역 반응' 때문에, 아토피는 '면역 불균형' 때문에 발생합니다. 이처럼 알레르기와 아토피는 근본적으로 다르지만 면역 이상이라는 점에서는 같습니다. 따라서 이유나 원인이 무엇이든 피부에 이상을 일으키는 음식은 먹지 않는 편이 더 낫습니다.

이 장에서는 아토피에 대한 궁금증을 조금이라도 빨리 해결해드리려는 마음에서 본문의 전체적인 내용을 간략히 요약했습니다.

이제부터는 아토피에 대한 이야기를 본격적으로 시작하겠습니다.

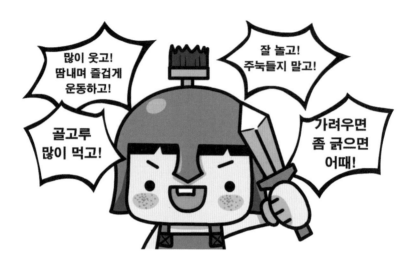

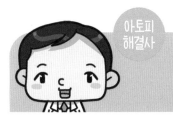

아토피
해결사

이것이 아토피다

아토피는 면역 불균형으로 인해 생기는 만성 알레르기성 질환입니다.

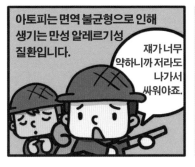

쟤가 너무 약하니까 저라도 나가서 싸워야죠.

좀 더 자세히 말하면 피부 자체의 방어력(자연면역) 결함으로 인해 발생하는, 밤 시간의 가려움증을 주 증상으로 하는 만성 염증성 질환입니다.

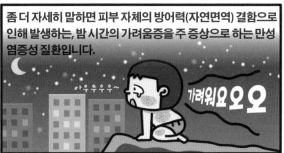

아우우우우~

가려워요오오

아토피와 가려움증을 일으키는 것은 세균이 아니라 면역 체계의 오작동 때문입니다.

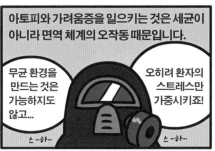

무균 환경을 만드는 것은 가능하지도 않고...

오히려 환자의 스트레스만 가중시키죠!

스-하-

따라서 세균을 박멸하려 할 것이 아니라 우리 몸의 면역 체계를 바로잡기 위해 노력해야 합니다.

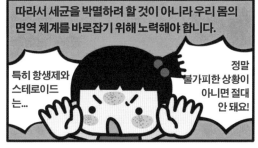

특히 항생제와 스테로이드는...

정말 불가피한 상황이 아니면 절대 안 돼요!

❶ 아토피에 대한 스트레스를 포함한 모든 종류의 스트레스가 없는 건강한 생활이 필요합니다.

❷ 세균 없는 환경을 만들려고 하기보다는 세균을 받아들여 싸워 이긴다고 생각해야 합니다.

❸ 집안의 온도를 낮추지 말고 오히려 높여주고 운동을 통해 땀을 내주는 것이 좋습니다.

❹ 음식을 지나치게 가리는 것은 아토피에 도움이 되지 않습니다. 오히려 스트레스의 원인이 될 뿐이죠.

❺ 아토피 치료는 인내와 끈기가 필요합니다. 왜냐하면 피부면역력이 튼튼해지는 데는 시간이 걸리기 때문입니다.

❻ 건강보조식품이나 약을 먹을 때는 주의해야 합니다. 자연면역은 높이고 특이면역은 낮추어야 하기 때문이죠.

아토피 정말 궁금해요

세균은 적이 아니라
친구다

인류 역사를 바꾼 항생제 그 너머

인류가 개인위생(personal hygiene)을 통해 질병을 예방하게 된 것은 생각보다 최근의 일입니다. 불과 19세기 중반, 즉 150여 년 전만 해도 미생물의 존재 자체를 몰랐고, 생물은 자연히 발생한다고 믿었습니다.

제1차 세계대전을 전후해서야 수술도구나 상처를 '소독'한다는 개념이 일반화되었습니다. 항생제의 원조인 페니실린이 상용화된 시기는 겨우 70여 년 전이었습니다.

항생제는 기적의 약, 인류를 구원한 약으로 불렸으며, 실제로도 그럴 만한 자격이 있습니다. 항생제 출현으로 인류의 생존율이 엄청나게 높아졌으며, 항생제와 소독약 이전과 이후로 인류의 역사 자체가 근본적으로 바뀌었다고 해도 과언이 아니니까요.

그래서일까요? 현대인은 지나치게 세균을 혐오하고, 깨끗하고 청결한 '무균질 환경'을 만들고 싶어 합니다. 특히 일본과 우리나라의 항생제

오남용은 심각한 수준입니다. 항생제로 유해세균을 박멸함으로써 건강을 지킬 수 있다는 믿음이 알게 모르게 사람들 의식 속에 깊이 뿌리박혀 있습니다.

아토피도 세균을 비롯한 각종 이물질로부터 환자를 격리하고 보호해주면 된다는 접근 방식이 아직 주류를 이룹니다. 다음 장에서 다시 말씀드리겠지만, 그런 방식으로는 증상을 완화할 수는 있어도 근본 치료를할 수는 없습니다. 오히려 목적과는 정반대로 근본적인 해결을 방해하는경우가 비일비재합니다.

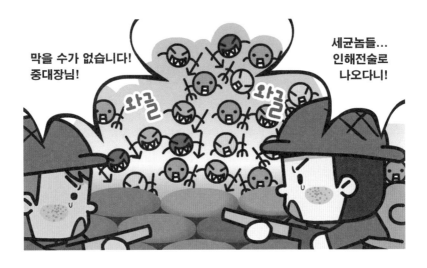

세균은 건강한 삶에 필수적 존재

항생제의 발명 이후 인간의 삶이, 더 나아가 인류의 역사 자체가 근본적인 변화를 겪었다고 말씀드렸습니다. 아이러니하게도, 항생제는 미생물을 근본적으로 근절하지 못했습니다. 오히려 슈퍼 바이러스나 항생제를 먹는 박테리아 등에서 알 수 있듯이, 항생제로 인해 미생물이 급속도로 강력해지고 말았습니다.

사실 항생제로 세균을 박멸하겠다는 사고방식 자체가 잘못된 생각이었습니다.

우리의 몸속과 몸 밖에는 어마어마한 양의 세균이 살고 있으며, 그것은 지극히 자연스러운 일입니다. 앞에서 밝힌 대로 우리 소화 기관에서 사는 세균의 수는 100조 개나 됩니다.

지금도 저와 여러분의 눈, 코, 입, 내장기관 등에서 우글거리는 미생물은 우리의 건강한 삶에 필수적인 존재입니다. 오히려 세균의 숫자가 너무 적으면 건강에 문제가 생깁니다. 우리 몸속 세균이 한순간에 사라진다면, 그 즉시 생명이 위험해집니다.

인간을 비롯한 모든 생물은 수많은 미생물과 공진화를 해왔습니다. 인간의 대장에서 서식하는 대장균은 공진화의 대표적인 예지요.

한 세균이 지나치게 적어지거나 많아지면

미생물 자체는 문제가 아닌데 특정 미생물의 수가 지나치게 적거나 많아서 문제입니다. 예를 들어 대장균은 인체의 소화 작용에 절대 없어서는 안 될 미생물이지만, 수가 너무 많아지면 복통이나 설사의 원인이 됩니다. 반대로 대장균의 수가 너무 적어지면, 또 다른 미생물이 갑자기 불어나서 식중독을 일으킬 수 있습니다. 많지도 적지도 않은 중용의 상태가 가장 좋으며, 이를 항상성이라고도 합니다.

아토피도 마찬가지입니다. 아토피가 생기는 가장 큰 원인의 하나는 피부에 터를 잡고 살아가는 유익한 미생물 개수의 부족입니다. 이들을 '정상세균총'이라고 합니다. 정상세균총이 제대로 자리 잡지 못하면 포도상구균과 같은 유해한 세균이 증식해서 독소를 뿜어냅니다. 포도상구균이 과다하게 서식하면 피부 습진과 같은 피부 질환이 생깁니다. 그러므로 정상세균총은 피부에서 또 하나의 방어 시스템이 됩니다.

복잡해 보이지만 이것만 기억하면 됩니다. "여러 종류의 세균이 더불어 공생하는 피부가 건강한 피부이다. 공생관계가 깨어져서 한 가지 세균이 너무 많아지면 피부 질환이 발생한다."

피부에 유익한 미생물 개수가 부족하다는 것은 바로 자연면역의 부족을 의미합니다. 자연면역이 너무 약해서 특이면역과 균형을 이루지 못하니까 '면역 불균형'이라고 하지요. 아토피란 "면역 불균형으로 인해 생기는 만성 알레르기성 질환"이라고 말씀드렸죠? 이때의 '면역 불균형'이 바로 이것을 의미합니다.

유익한 세균은 적극적으로 붙잡아두고 유해한 세균은 퇴치하는 것이 미생물을 바라보는 올바른 자세입니다.

스스로 면역을 취득해야 한다

지금 이 순간에도 우리 몸은 수많은 세포와 치열한 전쟁을 벌이고 있습니다. 일반적인 세균은 서로 더 많이 증식하려고 다른 세균과 경쟁할 것입니다. 면역세포, 그중에서도 피부면역 세포는 그 가운데 갑자기 불어나는 세균은 없는지, 치명적인 이물질이 침입하지는 않았는지 끊임없이

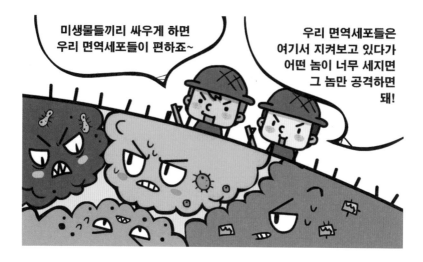

감시합니다.

만약 이물질이 발견되면, 여러 종류의 면역세포가 출동해서 그 물질을 제거하기 위해 최선을 다할 것입니다. 그 과정은 놀랄 만큼 과학적이

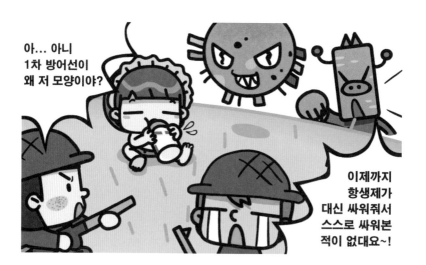

아토피 희망 보고서

며 신비롭습니다. 인간의 면역 체계는 인간의 두뇌만큼이나 복잡하고 아름답습니다.

그런데 이러한 훌륭한 면역체계는 태어나면서 자연히 갖추는 부분도 있지만, 나이를 먹으면서 스스로 취득해야 하는 부분도 있습니다. 어머니로부터 면역세포를 물려받기도 하지만, 자신도 면역을 취득해야 한다는 뜻이지요.

어린아이는 걷거나 말하기 위해서 수많은 시행착오를 거쳐야 하지요. 우리 몸의 면역 체계 역시 실패를 거듭하면서, 외부 생태계와 자연환경과 조화를 이루는 법칙을 깨달으면서 서서히 완성되어갑니다.

항생제 남용부터 유산균 섭취까지

이처럼 놀랍고 정교한 인체 면역을 무시하고, 지금 당장 편하자고 항생제를 남용하는 사례가 너무나 많습니다. 항생제를 습관적으로 사용하다 보면 내성이 생겨서 점점 더 독한 항생제를 사용해야 합니다.

아이 스스로 미생물과 투쟁할 수 있도록 인내심을 가지고 지켜봤다면, 면역체계 자체가 큰 무리 없이 완성되었을 것입니다. 당연히 아토피가 생길 리 없고, 생겼다 하더라도 가볍게 겪고 지나갔겠지요.

일반적으로 성인은 면역체계가 완성되어서 아토피가 적습니다. 이미 많이 싸워봤기 때문에 문제가 발생했을 때 자체적으로 해결하는 능력이 어린이보다는 잘 형성되어 있어요.

하지만 어려서부터 계속된 성인아토피는 고착화된 면역체계를 바꾸기 힘들기 때문에, 성인의 아토피 치료가 어린이보다 훨씬 힘듭니다.

한편, 항생제뿐만 아니라 예방접종도 최소화해야 합니다. 극단적인 예로, 제가 잘 아는 유명 여류 환경 운동가는 세 명의 자녀에게 예방접종을 전혀 해주지 않았다고 합니다. 아이가 아파도 자연요법으로 치료하고 항생제나 감기약을 거의 주지 않은 것은 물론이지요.

한편으로는 그분의 고집이 극단적이라고 볼 수 있습니다. 그러나 아이가 조금만 열이 나고 콜록거려도 병원이나 약국으로 달려가는 대부분의 부모님도, 반대의 의미로 극단적이기는 마찬가지라고 생각합니다.

무조건 항생제나 예방주사를 거부하자는 말은 결코 아닙니다. 구체적으로 말씀드리면 3일까지는 견뎌보더라도 4일 이상 그리고 39도 이상의 열이 계속되는 경우 등에는 항생제나 해열제를 사용해야 합니다. 치명적인 병원균이라면 예방주사 또한 접종해야겠지요.

이와 같이 미생물은 무조건 박멸하고 배척해야 하는 대상이 아닙니다. 적절한 수가 유지된다면 우리 몸에 없어서는 안 될 요소입니다. 그러면 어떻게 해야 우리 몸에 도움이 되는 유익한 미생물(유익균)의 수를 늘

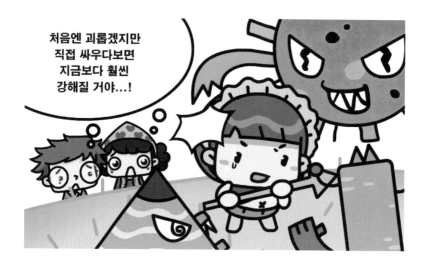

리고 유해균은 최소화할 수 있을까요?

여러 가지 방법이 있지만 가장 중요한 것이 바로 유산균과 효소를 섭취하는 방법입니다.

김치나 요구르트에 들어 있는 유산균은 아토피 치료와 건강 유지에 큰 도움을 줍니다. 유산균이 장내에 많으면 황금색 대변을 볼 수 있습니다. 유산균은 제가 개발한 아토피 치료 약물인 '아토파인'과 '효소시대'를 소개하면서 다시 설명하겠습니다.

효소도 건강에 큰 역할을 합니다. 효소란 우리 몸이 원활하게 작동하도록 도와주는 수만 가지의 화학 물질을 의미합니다. 이러한 효소는 발효 식품이나 익히지 않은 음식에 많이 들어 있습니다. 따라서 가능하면 날 음식, 날 채소를 섭취하고 효소 보조 식품을 섭취해야 합니다. 특히 암환자나 아토피 환자는 몸 안의 대사효소를 대량으로 소비하기 때문에 따로 효소를 보충해주는 편이 좋습니다.

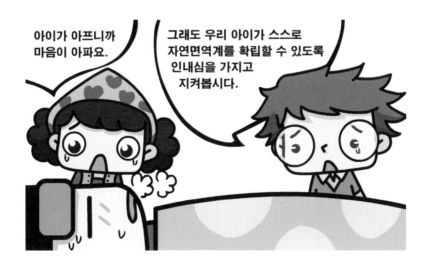

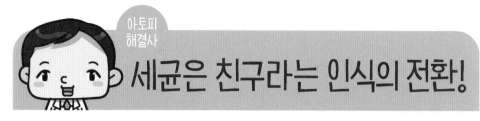

세균은 친구라는 인식의 전환!

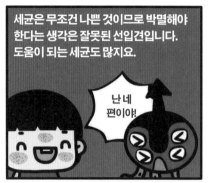

세균은 무조건 나쁜 것이므로 박멸해야 한다는 생각은 잘못된 선입견입니다. 도움이 되는 세균도 많지요.

> 난 네 편이야!

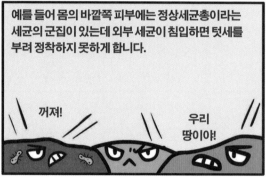

예를 들어 몸의 바깥쪽 피부에는 정상세균총이라는 세균의 군집이 있는데 외부 세균이 침입하면 텃세를 부려 정착하지 못하게 합니다.

> 꺼져!

> 우리 땅이야!

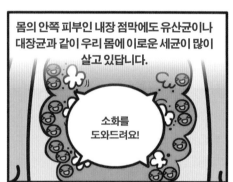

몸의 안쪽 피부인 내장 점막에도 유산균이나 대장균과 같이 우리 몸에 이로운 세균이 많이 살고 있답니다.

> 소화를 도와드려요!

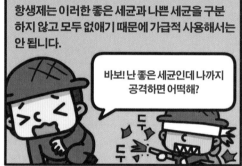

항생제는 이러한 좋은 세균과 나쁜 세균을 구분하지 않고 모두 없애기 때문에 가급적 사용해서는 안 됩니다.

> 바보! 난 좋은 세균인데 나까지 공격하면 어떡해?

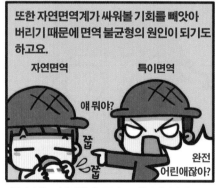

또한 자연면역계가 싸워볼 기회를 빼앗아 버리기 때문에 면역 불균형의 원인이 되기도 하고요.

자연면역　　　　특이면역

> 얘 뭐야?

> 완전 어린애잖아?

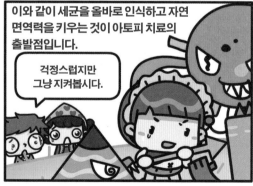

이와 같이 세균을 올바로 인식하고 자연 면역력을 키우는 것이 아토피 치료의 출발점입니다.

> 걱정스럽지만 그냥 지켜봅시다.

피부점막에는 자연면역 세포들이 주로 활동하며 발열, 종기, 고름을 형성합니다. 특이면역은 항체가 작동하여 진물과 가려움을 유발합니다.

인체의 청소부 '면역' 알아야
아토피 잡는다

아토피는 "피부 자체의 방어력(자연면역) 결함으로 인해 발생하는, 밤 시간의 가려움을 주 증상으로 하는 만성 알레르기성 질환"입니다. 이 이론은 20여 년 간 1만 건 이상의 치료 사례와 수많은 연구 데이터를 통해 검증되어 왔습니다.

여러분도 면역이 무엇이고, 아토피가 무엇인지 제 설명을 들으면 저만큼이나 아토피에 대한 자신감이 생길 것입니다. 그리고 어째서 아토피가 "면역 불균형으로 인해 생기는 만성 알레르기성 질환"인지도 확실하게 이해하리라 기대합니다.

이번 장에서는 인간의 면역 체계에 대해 간략히 설명하겠습니다.

면역 강의 시작

사실 면역학은 복잡하고 헷갈리는 학문입니다. 예를 들어 임파구만 해도 여러 종류이고, 발음하기도 어려운 이름의 호르몬이나 단백질의 종

면역 체계에서 알아야 할 네 가지 항목

❶ 면역의 개요
❷ 자연면역과 특이면역의 개념과 차이점
❸ 히스타민, 감마 인터페론, IgE 등과 같은 아토피 관련 면역 용어
❹ Th1(티에이치 원)과 Th2(티에이치 투)란?

류가 수십 가지 이상이기 때문입니다. 아직 규명되지 않은 부분도 적지 않지요.

벌써 머리가 지끈거린다고요? 걱정하지 마세요. 이 책의 목적은 아토피를 제대로 아는 것이니만큼 딱 그만큼만 면역을 이해하면 됩니다. 전문가를 위한 책이 아니기 때문에 최대한 단순화해서라도 알기 쉽게 설명해드리겠습니다.

자, 그럼 이제부터 아토피를 올바르게 이해하기 위한 면역 강의를 시작하겠습니다. 독자분들은 크게 다음의 네 가지 사항만 이해하면 됩니다.

1) 면역이란 무엇인가

의미: 면역이란 기본적으로 '미생물을 비롯한 이물질이 몸속으로 침입하지 못하게 막고, 일단 들어온 이물질을 방어하고 처리하는 과정'을 뜻합니다. 따라서 면역의 임무는 경찰이나 군인, 또는 청소부의 역할과 같습니다. 우리 몸 전체에 해를 주는 물질을 없애고 쓸어냄으로써 건강을 유지하게 해주니까요.

면역은 크게 다음과 같은 네 가지 작용을 합니다.

자기(自己)와 비자기(非自己): 면역세포는 다른 세포가 달고 있는 이름표(HLA 항원)를 보고 '나'와 '나 아닌 것', 즉 '자기'와 '비(非)자기'를 구분합니다. 미생물, 화학물질, 돌연변이, 몸속에서 생긴 찌꺼기 등이 '비자기'로 분류되어 공격의 대상이 됩니다.

자신의 세포에는 HLA 항원이라는 이름표가 각각 붙어 있습니다. 따라서 세포는 이 HLA 이름표를 보고 구별합니다.

하지만 엄마로부터 받은 단백질이나 세균은 별도로 자기화하는 과정을 거쳐야 합니다. 이러한 자기화 과정은 이론적으로는 흉선이 퇴화하기 이전인 생후 6개월 이내에 일어나는데, 흉선이 퇴화하기 전에 T세포가 이들 이물질을 하나하나 기억(memory)하게 됩니다.

이때 경험한 음식이나 세균, 단백질 등은 우리 편이라고 인식해서 면역반응을 하지 않게 됩니다. 그러므로 생후 돌 이전에 모유수유를 통해 많은 음식 단백질을 경험하는 것이 좋습니다. 그래야 우리 편이 많아지고 적이 적어지죠. 적이 많아지면 그만큼 싸울 확률이 높아져 민감해지기 때문에 우리 몸에 좋을 것이 없습니다.

만약 생후 6개월까지의 흉선활동 시기에 항생제를 남용하면, 유산균을 비롯한 정상세균까지 없어져서 자기화하지 못합니다. 즉 우리 몸에 꼭 필요한 세균까지도 적으로 인식한다는 뜻입니다. 또한 생후 6개월 이전에 엄마가 음식관리를 지나치게 하거나 편식을 하면, 그 유아는 경험해보지 못한 단백질을 또 다시 적으로 인식할 가능성이 커집니다. 그 단백질이 유아의 몸에 꼭 필요하더라도 말이지요.

따라서 돌 이전에는 조금씩이라도 많은 음식을 경험하는 편이 좋고, 항생제 사용은 최대한 신중히 해야 합니다.

면역 체계의 네 가지 임무

❶ 방어 – 이물질로부터 몸의 세포를 보호한다.
❷ 정화 – 독소나 이물질을 먹거나 중화해서 무력화한 뒤 배출한다.
❸ 재생 – 손상된 기관과 인체의 기능을 회복하는 역할을 한다.
❹ 기억 – 한 번 침입한 항원은 영원히 기억해두기 때문에, 추후에는 신속한 퇴치가 가능하다.

이는 저만의 주장이 아닙니다. 돌 이전에 입원 투약한 아이가 그렇지 않은 아이보다 천식, 알레르기, 아토피 유병률이 훨씬 높게 나타난다는 해외 유명 논문이 속출하고 있답니다.

음식물과 면역 반응: 인체의 모든 점막은 외부로부터 이물질항원을 접촉하거나 받아들입니다. 호흡기 점막, 눈, 귀, 코, 구강, 질, 항문 그리고 장 점막도 항원을 받아들이는 곳입니다.

장내에서 미생물의 발효 과정 등을 통해 음식물이 잘게 부서져서 혈액으로 흡수됩니다.

이때 장 점막에서는 유산균 등의 장내 미생물이 음식을 분해하고, 효소 작용도 하면서 한편으로 유해세균을 견제하기도 하지요. 따라서 장 점막은 1차 방어기능, 즉 자연면역기능이 발휘되는 곳입니다.

만약 장내 미생물의 효소 작용 및 음식 분해기능이 떨어지면, 장에 있던 큰 단백질이 분해되지 않은 상태로 혈액 내로 들어옵니다. 그러면 원래 큰 단백질 전문인 IgE라고 하는 항체가 붙어날 확률이 매우 높아집니다. 문제는 이 IgE 항체가 그 악명 높은 가려움증을 유발한다는 점입니다.

장내 미생물은 분해 효소 작용을 통해 장으로 들어온 음식 단백질을 잘게 분해할 뿐만 아니라, 장 점막을 통한 흡수 대사과정에서 면역반응을 줄여주는 데 중요한 역할을 합니다. 또한 장내 미생물은 텃세를 부려서 새로운 세균이 장내에 자리 잡지 못하게 하기 때문에 유해세균이 장내에 번식하지 않도록 막아주기도 하지요.

이와 같이, 장내의 미생물은 장 점막의 민감성 및 특이면역 반응을 줄여서 아토피를 예방하는 기능을 훌륭히 수행합니다. 유산균을 섭취하여 장내 미생물 환경을 좋게 하는 일이 아토피에도 좋은 이유가 바로 여기에 있습니다.

내장점막의 세균과 아토피의 관계: 소화기관이 팔다리의 피부처럼 몸의 '밖'을 덮는 피부(정확히 눈, 입안 등과 같은 점막)라는 사실을 강조하는 것은, 소화기관에서 사는 세균이 아토피에도 큰 영향을 미치기 때문입니다.

그 증거는 다양한 학술 논문뿐만 아니라 수많은 민간요법에서도 제시되어 있습니다. 무엇보다 제가 개발한 아토피 치료제 '아토파인' 한방 생약을 김치 유산균으로 발효하면 그 약효가 껑충 뛴다는 점이 그 증거이지요.

우리 몸의 안팎에서 '키워지는' 정상세균총은 왜 면역체계의 공격을 받지 않을까요? 세균이 더 다양하고 많은 시골보다 '청결한' 도시의 아토피 발병률이 어째서 더 높을까요? 항생제나 방부제, 소독약과 백신의 발달로 이런 세균을 박멸하고 있는 요즘에 왜 아토피와 같은 면역성 질환이 오히려 심해지기만 할까요?

이러한 의문을 갖는 게 올바른 아토피 이해의 알파이자 오메가입니다.

대식세포(Macrophage): 매크로파지라는 이름으로도 잘 알려져 있습니다. 1차 방어선 또는 자연면역계에 속하는 대표적인 면역세포로서 이물질이다 싶으면 무조건 잡아먹습니다. 잡아먹어서 고름을 형성합니다. 눈곱, 가래, 종기, 다래끼, 여드름 등이 그 활동의 증거입니다.

잡아먹을 뿐 아니라 자신이 잡아먹는 이물질의 정보를 T세포와 같은 획득(특이) 면역세포에게 알려줍니다.

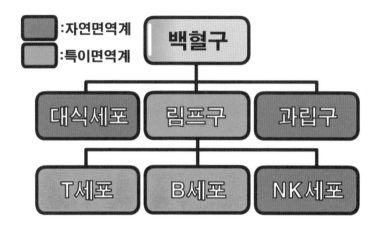

림프구: 특이면역 또는 획득 면역에 관계된 면역세포입니다. 인간과 같은 고등 동물에게서만 볼 수 있는 면역 체계이며, 자연면역에 속하는 대식 세포나 과립세포가 놓친 이물질을 퇴치하는 면역의 스페셜리스트입니다. 앞의 표에 나타난 바와 같이 T세포, B세포, 자연살해(NK) 세포 등으로 이루어져 있습니다.

T세포: T세포에는 세 가지 종류가 있습니다.

첫째, '보조 T세포(T helper cell)'입니다. 영어 단어 'T helper'의 앞글 자를 따서 Th(티에이치)라고 표기하는 경우가 많습니다. 보조(helper)라는 말에서 알 수 있듯이 다른 면역세포를 보조하는 역할을 합니다. Th 세포 에는 Th1 세포와 Th2 세포가 있는데, 일단 아토피의 이해에 매우 중요 한 세포라는 사실만 기억해도 좋습니다.

'살해 T세포(Killer T Cell)'는 말 그대로 이물질을 직접 공격하는 T세포입니다. 마지막으로 '억제 T세포(Supresser T Cell)'는 살해 T세포를 비롯한 면역세포가 지나치게 발생하지 않도록 제어하는 역할을 합니다.

정리하자면 'T 면역세포'에는 보조(헬퍼), 살해(킬러), 억제(서프레서)의 세 가지 종류가 있습니다. 보조 T세포는 살해 T세포를 활성화해 이물질을 제거하도록 하고, 억제 T세포는 살해 T세포의 역할이 끝났을 때(즉 이물질이 제거되었을 때) 살해 T세포를 억제하는 기능을 합니다.

B세포: B세포는 '항체'를 만들어서 이물질의 움직임을 억제합니다. 항체는 이물질을 공격하는 유도 미사일이라고 할 수 있는데, 면역세포가 직접 이물질을 잡아먹는 '세포성 면역'과는 다른 '체액성 면역'의 핵심을 이룹니다.

항체에 대해서는 잠시 후에 다시 설명하겠습니다. 다만 항체를 만드

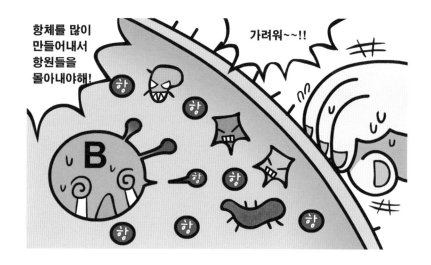

는 면역세포가 바로 B세포이며, B세포가 항체를 너무 많이 만들어내면 알레르기나 아토피 증상이 나타난다는 사실만 기억하세요.

과립구: 과립, 즉 알갱이가 있는 면역세포로서 호중구와 호산구, 호염기구가 있습니다. 이 중에 호중구가 가장 많습니다. 호중구는 항원 또는 항원+항체 복합물을 잡아먹은 후 같이 죽는데, 그 시쳇더미가 바로 '고름'입니다. 그러므로 피부나 기관지의 고름은 자연면역계가 정상적으로 작동한다는 신호입니다. 아토피 환자의 피부에 생기는 고름은 대표적인 호전 증상이지요.

NK(Natural Killer) 세포: 내추럴 킬러(Natural Killer)를 우리말로 번역하여 '자연 살해 세포'라고 부르기도 합니다. NK 세포는 정체를 알 수 없는 암세포 등을 무조건 공격하는 무시무시한 면역세포입니다. 이밖에도 면역 체계 자체를 감시하는 NK-T 세포 등의 백혈구, 즉 면역세포가 있습니다.

이들 면역세포는 이물질을 효과적으로 퇴치하기 위해 화학 물질을 주고받으며 대화합니다. 자신의 역할과 다른 면역세포의 역할을 알고 체계적이고 효율적으로 이물질을 퇴치하지요.

아토피 환자의 혈액에 있는 NK 세포(Cell)의 분화 정도 및 경향성을 통해 아토피의 정도를 파악하려는 연구도 진행되고 있습니다.

2) 자연면역과 특이면역의 차이

자연면역과 특이면역을 배우기 전에, 먼저 항원과 항체의 개념을 알아야 합니다.

우리 몸의 면역을 이해하는 데 가장 기본이 되는 개념이 바로 항체와 항원입니다. 항체와 항원을 이미 아는 분도 많겠지만 간략히 소개하면 다음과 같습니다.

항체와 항원이라는 개념이 중요한 이유는 자연면역과 특이면역이라는 우리 몸의 2대 면역 체계를 구분하는 기준이 되기 때문입니다. 쉽게 말해 항체를 이용하지 않는, 무조건적인 면역 반응을 자연면역이라고 하고, 항체를 형성하여 항원에 대항하는 면역 반응을 특이면역이라고 합니다.

자연면역과 특이면역의 구분을 강조하는 이유는 "면역 불균형으로 인해 생기는 만성 알레르기성 질환"이라는 아토피의 간략한 정의에서 언급된 '면역 불균형'이 바로 자연면역과 특이면역 사이의 불균형이기 때문입니다.

그렇다면, 자연면역과 특이면역은 과연 무엇일까요?

출생부터 시작되는 자연면역: 자연면역은 말 그대로 태어날 때부터 몸에 자연히 갖추어

항원(antigen)이란?

우리 몸에 침입해 들어오는 이물질 중에서, B세포가 '항체'를 만들게 하는 모든 물질을 항원이라고 한다. 항원은 주로 박테리아나 바이러스를 비롯한 미생물, 독소(화학물질), 노폐물 등이지만, 우리 몸의 구성성분도 항원이 될 수 있다.

항체(antibody)란?

항원을 중화하거나 껴안아서 무력화하는 물질이다. 항원과 직접 결합하여 독소를 중화하고 미생물의 활동을 둔화시킨다. 항체가 항원에 달라붙으면 다른 면역세포가 적으로 인식하고 공격한다.

대식세포(매크로파지)가 항원을 먹고 그 찌꺼기를 T세포에 전달하면, T세포(특히 Th2 세포)가 B세포에 항체를 생산하라고 지시한다. 한 번 항원과 결합해본 항체는 영원히 항원을 기억하고 있다가, 똑같은 항원이 다시 들어오면 더욱 신속하게 그 항원을 퇴치할 수 있다.

이처럼 항체의 기억력을 활용한 것이 바로 예방접종(백신)이다. 독성을 없앤 항원을 일부러 주사해 두면, 나중에 진짜 항원이 들어와도 쉽게 퇴치할 수 있으니까.

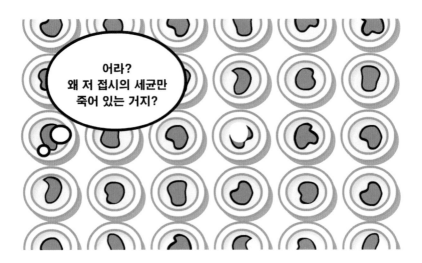

져 있기 때문에 자연면역이라고 불립니다. 인간의 자연면역 분화 능력은 만 3세 무렵까지 집중적인 훈련을 통해 좋아져요.

성장기에도 피부 면적이 급속하게 넓어지는 만큼 면역력 또한 발달하지만, 일반적으로는 생후 3년가량이 면역에서 가장 중요한 시기라고 봅니다.

면역을 취득하는 과정은 적과 싸워서 이겨보는 경험 축적의 과정으로 이해하면 됩니다.

예를 들어 세균이나 바이러스가 피부 점막(1차 방어선)을 뚫고 혈액과 조직으로 침입해오면, 먼저 1차 방어선(자연면역)의 저항을 받아 몸살이나 발열, 고름 형태의 방어를 하고, 방어가 뚫리면 혈액 내에서 특이면역의 항체가 형성됩니다. 그리하여 자연면역계와 특이면역계가 동시에 성장 분화를 하지요.

그러나 예방주사는 1차 방어선(자연면역)의 저항을 생략한 채 혈액에서 특이면역의 항체만을 취득시키는 셈이 됩니다. 자연면역의 취득과정이 생략되기 때문에, 결국 특이면역계만 발달합니다. 이런 상태가 바로 면역의 불균형 상태이며, 아토피의 근본 원인이 됩니다.

다시 말하면 항생제와 소염 해열제는 자연면역계의 면역 분화 기회를 박탈하고, 예방주사는 자연면역 취득과정을 생략한 채 특이면역만 발달시키는 것입니다. 이처럼 현대 의학의 발달은 인간의 생존율을 높여주었지만, 동시에 자연스러운 면역 취득과정을 생략함으로써 아토피가 창궐하는 중요한 원인이 되고 말았습니다.

자연면역은 피부면역이라고 해도 좋을 만큼 대부분 피부에서 작용합니다. 따라서 이 책에서는 자연면역이라는 말과 피부면역이라는 말을 구분하지 않고 사용했습니다.

자연면역 체계는 훈련할 필요는 있지만 새로 취득할 필요는 없습니다. 이에 반해, 자연면역의 일부로서 피부 위에 살면서 유해균을 배척함으로써 면역 활동을 도와주는 정상세균총은 태어난 뒤 스스로 취득해야 합니다. 아기가 정상세균총을 취득하는 과정에서 겪는 것이 바로 '태열'입니다.

우리 몸의 최전선에서 먼지나 미생물 같은 이물질을 저지하는 것이 바로 자연면역이라는 시스템입니다. 자연면역은 눈썹, 속눈썹, 코털, 피부, 피부의 땀, 내장 점막, 위액과 같은 내장 점막의 분비물, 콧물이나 침 같은 분비물 등에서 주로 작동합니다.

그중에서도 피부의 역할이 가장 중요합니다. 예를 들어 피부에 넓게 화상을 입으면 피부라는 방어벽이 무너짐으로써 바이러스나 박테리아 등에 무방비 상태가 되고 말지요.

눈물과 침도 자연면역의 구성 요소인데, 이들 분비물에는 강력한 살균 성분이 들어 있습니다. 세균 감염이 일어나는 곳이 대부분 점막으로 둘러싸인 곳이기 때문입니다.

이와 같이 인간이나 동물의 분비액이나 점액에 들어 있는 살균 성분을 '라이소자임(Lysozyme)'이라고 합니다.

아토피 이해에 도움이 되는 자연면역 정리: 우선 자연면역은 비(非)특이성 면역입니다. 이물질이라면 무엇이든 포식하여 공격한다는 뜻이며, 구체적으로는 항원을 가리지 않고 면역 반응을 보인다는 의미입니다. 즉 1:1의 선택적인 항원-항체 반응을 거의 보이지 않고, 일상적으로 만나는 항원을 즉시 인식하고 제거하는 기능을 합니다.

자연면역은 또한 선천 면역입니다. 자연면역 세포는 갓난아기 때와 성인일 때의 기능에 차이가 없습니다. 또한 주로 피부·점막계 면역으로서, 우리 몸의 1차 방어선의 역할을 합니다. 건강한 사람은 자연면역만으로도 2, 30분에서 2~3일 내로 이물질을 퇴치할 수 있습니다. 자연면역 반응이 활발하게 일어나면 몸에 열이 나면서 아픔(몸살)을 느낍니다. 가려움과는 다른 반응이지요.

자연면역은 대식세포(매크로파지), 과립구(호중구, 호산구, 호염기구) 등의 세포가 관여하기 때문에 세포성 면역이라고도 불립니다. 피부의 땀과 점막의 점액에 있는 라이소자임과 같은 살균 물질도 자연면역의 훌륭한 일부를 이루지요.

자연면역 세포인 대식세포와 호중구, 수지상세포, 비만세포 등이 이물질을 잡아먹고 죽어서 만들어지는 결과물이 바로 고름과 염증입니다.

말하자면 자연면역 세포와 이물질의 시쳇더미인 셈입니다. 가래나 누런 콧물도 이에 해당하지요.

그러므로 발열이나 고름, 염증이 나타나는 증상은 자연면역계가 제대로 작동한다는 신호로서, 아토피 환자라면 특히 환영해야 합니다. 아토피 환자는 자연면역(피부면역) 기능이 떨어져 있는 상태이니까요. 감기로 몸살과 열(체온 상승)이 잘 나는 아이는 아토피가 잘 안 걸릴 뿐 아니라 아토피가 있다하더라도 잘 낫는 아이일 것입니다.

한편 일반적인 면역학 교과서와는 달리, 저는 피부 위에 사는 정상세균총도 자연면역 시스템의 일부로 보아야 한다고 생각합니다. 우리 몸에 특별한 해를 끼치지 않을 정도로 번식하는 다양한 세균의 집합인 정상세균총이 있기 때문에 유해한 세균이 우리 피부에 잘 정착하지 못하니까요.

저는 이것을 피부 위 세균의 땅따먹기라는 말로 설명하곤 합니다. 정상세균총이 땅따먹기를 하면서 서로 경쟁하기 때문에 한 종류의 세균이 급속도로 번식하지 못하니까요. 만약 어떤 세균이 너무 많이 번식하면, 자연면역계가 그 세균을 억제하기 위한 활동을 개시합니다. 자연면역계의 입장에서는 이이제이(以夷制夷), 즉 오랑캐로 오랑캐를 제어하는 훌륭한 방법이지요. 정상세균이 잘 안착하는 상황에서 우리 면역계는 에너지를 아낄 수 있습니다.

정상세균총이 잘 만들어지지 않은 아이는 잔병치레가 많고 그만큼 집중력이 떨어지지만 정상세균이 잘 만들어진 아이는 건강하고 에너지와 두뇌의 집중력이 좋은, 총명한 아이로 성장합니다.

면역 심화 코스, 특이면역: 특이면역은 1차 방어선인 자연면역을 뚫고 들어오는 이물질을 퇴치하는 면역 체계입니다. 그래서 2차 방어선이라고도 하지요.

자연면역이 해결하지 못한 이물질을 없애는 일이 임무이므로 좀 더 똑똑하고 정교한 시스템을 갖추고 있습니다. 다만 평소에는 활성화되어 있지 않고, 이물질에 즉시 반응하지도 않기 때문에 본격적으로 활동하기까지 보통 수 시간에서 2~3일가량 걸립니다.

특이면역 세포는 림프구(임파구)에 속한 T세포, B세포 등입니다. 이들은 특정한 항체를 생산하여 이물질을 제거하는데, 항체에 의해 제거되는 이물질을 항원이라고 부릅니다.

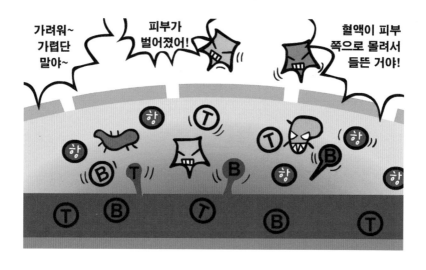

아토피 이해를 돕는 특이면역 정리: 특이면역은 항원이 침입해야만 항체를 생산하면서 작동합니다. 그런데 하나의 항체는 하나의 특정한 항원에만

반응하기 때문에 특이성이 있다 하여 특이면역이라고 부릅니다.

태어나면서부터 발달하는 선천 면역인 자연면역과 달리, 성장하면서 스스로 항원과 맞서 싸우면서 항체를 만들어야 하기 때문에 후천 면역이자 획득 면역이라고 부릅니다. 또한 주로 피부와 피부 바로 아래에서 활동하는 1차 방어선인 자연면역과 달리, 특이면역은 주로 혈액과 체액에서 2차 방어선으로서 활동하므로 체액 면역이라고 불립니다. 특이면역은 한 번 항체가 생성되고 나면 영원히 기억하는데, 이를 메모리 기능이라 하며 예방접종의 원리로 활용합니다.

자연면역계가 이물질을 퇴치하고 나면 흔적이 별로 남지 않는 데 비해, 특이면역이 활동하고 나면 우리 자신의 세포에도 좋지 않은 영향을 주는 경우가 많습니다. 따라서 어지간하면 1차 방어선인 자연면역계가 이물질을 모두 퇴치해버리는 게 좋습니다.

아토피가 바로 그 예입니다. 아토피는 피부의 자연면역계가 제구실을 못 하는 바람에 혈액 속의 특이면역 세포가 피부까지 올라와서 보상적으로 활동한 결과로 발생하니까요.

특이면역의 특징은 가려움입니다. 정상적인 피부에서는 특이면역(알레르기 면역)이 작동하면 안 됩니다. 특이면역이 피부의 신경세포를 자극해서 가려움을 유발하기 때문입니다. 혈관에는 신경세포가 없어서 특이면역이 작동해도 가렵지 않지요.

"피부 자체의 방어력(자연면역) 결함으로 인해 발생하는, 밤 시간의 가려움을 주 증상으로 하는 만성 알레르기성 질환"이 바로 아토피라고 애타게 말씀드린 이유가 바로 여기에 있습니다.

특히 가려움증은 자연면역이 아니라 특이면역이 피부에서 활동하기 때문에 나타나는 현상입니다. 이때 히스타민과 같은 화학물질이 가려움증에 관여하지만, 복잡한 발생 원인까지 알아야 할 필요는 없습니다. 다만 가려움증의 원인이 이물질이나 항원이 아니라 균형이 깨어질 정도로 강력해져버린 특이면역 자체에 있다는 점만 기억하면 됩니다.

우리 인체의 입장에서 보면, 특이면역이 강하게 활동한다는 것은 자연면역으로는 막을 수 없을 만큼 강력한 이물질이 침입했다는 뜻입니다. 따라서 가려움증을 통해 강력한 경고를 보냅니다. 우리 몸의 가려움증이나 고통은 괜히 생기는 게 아니라, 지금 몸에 이상이 있으니 빨리 대처하라고 경고하기 위해서니까요.

정상인이라면 자연면역이 적절하게 막거나 특이면역이 정상적으로 처리할 수준의 이물질에도, 자연면역이 제대로 작동하지 않는 아토피 환자의 특이면역은 자연면역의 역할까지 떠맡기 위해 '오버'할 수밖에 없습니다. 이 야단법석이 바로 아토피 피부염이죠. 아토피 피부는 일시적이 아니라 매일 비상상황인 셈입니다.

아토피 환자든 정상인이든 몸속으로 침입하려는 이물질의 양 자체는 거의 같습니다. 다시 말해 자연면역이든 특이면역이든 고양이 발이든 뭐든 동원해서 반드시 이물질을 퇴치해야 합니다. 즉 정상인이나 아토피 환자나 전체 면역력은 별 차이가 없습니다.

전체 면역력은 비슷한데 자연면역만 형편없이 약하다면, 특이면역이 미친 듯이 무리하는 게 당연한 노릇이지요. 저는 이것을 '질량 보존의 법칙'의 이름을 따서 '면역 분화량 보존의 법칙'이라고 부른답니다. 면역학 책에는 없는 제 나름의 용어입니다. 아토피는 전반적인 면역 약화가 아니라 피부면역의 선택적 결함의 상태지요.

더구나 특이면역은 혈액 면역이기 때문에 혈액 자체가 피부 가까이 오면서 피부가 '들뜨는' 상태로 바뀝니다. 그러면 혈장성분에 불어서 피부 조직이 조밀해지지 않고 벌어지는데, 이 때문에 수분증발로 건조해지고 이물질이 더 쉽게 침입할 수 있는 상태가 되지요. 설상가상, 악순환의 시작입니다.

그래서 저는 아토피 치료에서 자연면역과 특이면역의 균형을 되찾는 일도 중요하게 여기지만, 생약성분의 보습제 등을 통해 피부조직의 윤기를 유지하는 작업도 소홀히하지 않는답니다.

자연면역과 특이면역의 비교: 면역 체계를 속속들이 다 이해할 필요는 없습니다. 다만 아토피가 "피부 자체의 방어력(자연면역) 결함으로 인해 발생하는, 밤 시간의 가려움을 주 증상으로 하는 만성 알레르기성 질환"이라는 말씀을 이해할 수 있으면 충분합니다. 골치 아픈 면역 이야기를 한참이나 한 것도 순전히 이 때문이었습니다.

주로 불리는 이름	자연면역	특이면역
태어날 때부터 갖고 있었는가?	선천 면역	후천 면역
이물질을 보면 어떻게 반응하는가?	비선택적 무조건방어	1:1 항체반응
어떻게 취득했는가?	자연면역	획득면역
방어선	1차방어선	2차방어선
주 활동무대	피부,점막,내장점막	혈액,체액
어떤 성격을 갖고 있는가?	세포성 면역	체액성 면역
즉시 작동하는가?	즉시	신호를 받아 활동개시

아토피환자는 대부분 자연면역은 약화되어 있고 특이면역이 상대적으로 발달함(자연면역〈특이면역)

3) 아토피 관련 면역 용어 알아보기

히스타민(histamine): 항히스타민제라는 말을 많이 들어봤을 겁니다. 특히 아토피에서는 가려움증을 완화하는 약으로 주로 사용되지요. 그런데 히스타민은 무엇이고, 항히스타민 약품은 가려움증을 어떻게 줄여줄까요?

히스타민은 위산을 분비시키거나 폐나 자궁에 영향을 주는 등 다양한 기능을 한다고 알려져 있습니다. 그러나 아직 그 전모가 밝혀지진 않았습니다. 다만 알레르기나 염증, 감염, 스트레스 등이 발생하면 세포의 안에서 밖으로 대량으로 분비된다는 사실이 알려져 있지요.

아토피와 관련한 부분만 보면, 혈관을 확장하고 투과성을 높여줌으로써 특이면역 세포가 피부조직으로 더 잘 이동하게 하는 기능이 있습니다. 즉 가려움을 일으키는 주범인 특이면역 세포가 피부조직으로 더 수월하게 이동하도록 도와주지요.

따라서 항히스타민제를 처방하여 히스타민의 활동을 억제하면, 혈액 속의 특이면역 세포가 피부로 이동하지 못해서 가려움이 덜해집니다. 그러나 이렇게 되면 자연면역도 약하고 특이면역도 약한 상태가 됩니다. 특이면역 세포가 구태여 피부로 올라와서 면역 활동을 벌이는 이유가 바로 피부의 자연면역이 약해서니까요.

즉 가렵지는 않지만 이물질이 아무 방해 없이 몸속을 돌아다니는 상태가 될 위험이 크죠. 스테로이드 약물이나 엘리델, 프로토픽 등도 마찬가지입니다. 이와 같이 면역력을 전체적으로 낮추는 약품은 알레르기라면 몰라도 아토피에는 가급적 사용하지 말아야 합니다.

항히스타민제는 면역억제제는 아니므로 적당하게 사용하면 큰 부작용은 없습니다. 그러나 아토피의 극심한 가려움에는 효과가 작습니다.

또한 자주 사용하면 피부의 영양 공급에 방해될 수 있습니다.

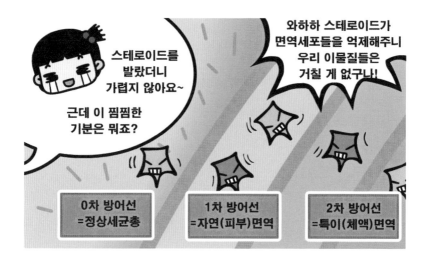

면역 항체(Ig): Ig(아이지)란 Immuno globulin, 즉 면역 글로불린의 약자입니다. 글로불린은 단백질의 일종으로, 알파, 베타, 감마의 세 가지 종류가 있습니다. 이 중 감마 글로불린이 바로 면역 글로불린입니다. 즉 Ig라는 말 자체가 면역 단백질이라는 뜻이지요.

면역 항체에는 IgA, IgE, IgG, IgM, IgD의 다섯 가지가 존재합니다. 참, 항체는 특이면역 세포의 일종인 B세포에서 주로 생산되어 분비된다고 했었지요.

IgG: 보통 면역 항체라 하면 이것을 의미합니다. 엄마 배 속에 있는 태아도 엄마의 면역 체계가 볼 때는 이물질입니다. 그런데도 면역 체계에 의해 공격받지 않는 이유는 여러 가지 물리적, 생화학적 방법으로 태아에 대해서는 면역 관용 상태가 되어 면역반응을 하지 않는 것입니다. 더 자세히 설명하면 너무 복잡해지니 이렇게만 설명해드릴게요.

그런데 태아가 면역 체계에서 벗어나 있다는 것은 거꾸로 면역 체계의 보호를 받지 못한다는 뜻도 됩니다. 즉 어머니의 피부를 통해 침입해온 이물질로부터 자신을 보호할 방법이 없는 셈이지요.

이때 IgG가 활약합니다. IgG는 태반을 통과할 수 있기 때문에 태아를 보호해주지요. 물론 이 IgG가 태아를 공격하지 않도록 하는 정교한 장치가 있습니다만, 굳이 세세하게 말씀드릴 필요는 없을 듯합니다.

IgA: 피부와 내장 점막에 많이 있습니다. 이 항체가 잘 작동되면, 또 다른 항체인 IgE가 과다하게 활동할 필요가 없습니다. IgA는 점막면역에 있어서 눈에 많이 분포되어 있고, 항체지만 자연면역의 속성을 지녀 점막면역에 아주 중요한 역할을 합니다. 아토피 환자에게 IgA의 존재는 가려움 예방에 중요한 역할을 하기도 합니다.

IgE: 특이면역이자 혈액면역에 속하면서도 특이하게도 혈액에는 0.01% 정도밖에 없고, 대부분 점막조직에서 활동합니다. 주로 기생충 등 큰 단백질을 제거하는 역할을 담당하던 항체인데, 항생제나 구충제의 발달로 주 임무를 잃어버린 상태입니다. 그래서 혹자는 기생충이 없어졌기 때문에 아토피가 증가했다고 말하기도 합니다.

IgE는 원래 알레르기 반응을 유도하는 항체입니다. 즉 히스타민이라는 물질의 분비를 유도해서 가려움을 증가시키고 진물이 나게 하지요. 즉 IgE는 아토피와 무척 큰 관계가 있는 항체로서 아토피 환자의 혈액을 검사해보면 IgE 수치가 크게 높아진 결과를 빈번히 볼 수 있습니다.

다만 IgE 수치만으로 아토피를 판단할 수는 없습니다. IgE 수치가 높다 하더라도 피부의 자연면역 세포가 제대로 활동한다면, 굳이 혈액면역(특이면역)이 무리하게 피부로 갈 필요가 없으니까요. 혈액검사에서 IgE 수치는 정상인데 아토피가 심한 환자도 있습니다. 이런 환자를 Non-IgE 타입이라고 하지요.

Specific IgE: 현미, 콩, 먼지, 진드기, 고등어, 복숭아 등 특정한 항원이나 단백질에 반응하는 IgE를 '스페시픽(Specific IgE)'라고 합니다. 즉 특정한 항원에 알레르기 반응을 일으키는 IgE 항체를 Specific IgE라고 부릅니다.

알레르기나 아토피 환자가 병원에 가면 피부반응검사나 혈액반응검사 등을 합니다. 이때 꼭 하는 것이 바로 Specific IgE 테스트입니다. 특정한 항원에 IgE가 반응하는지, 하지 않는지 확인하는 검사지요.

하지만 이런 검사가 알레르기 환자에게는 의미 있지만 아토피 환자에게는 별 의미가 없어 보입니다. 아토피는 "피부 자체의 방어력(자연면역) 결함으로 인해 발생하는 질환"이며, 어떤 특정한 이물질(항원)에 대한 반응으로 발생하는 질환이 아니기 때문입니다. 이물질에 대한 반응으로 발생한다면 그건 아토피가 아니라 알레르기입니다.

그런데도 병원에 가면 꼭 이 Specific IgE 검사 키트를 사용해서 항체반응검사를 합니다. 즉 아토피 환자의 혈액을 수많은 물질에 일일이 반응시켜서 IgE 항원-항체 반응이 일어나는지 검사해보죠. 그리고 그 결과에 따라서 먹어도 되는 음식과 먹으면 안 되는 음식을 친절하게 알려줍니다.

이미 이 검사가 아토피에는 큰 의미가 없다고 말씀드린 바 있습니다. 병원에서도 보통 이 사실을 잘 압니다. 그런데 왜 한사코 이 검사를 할까요?

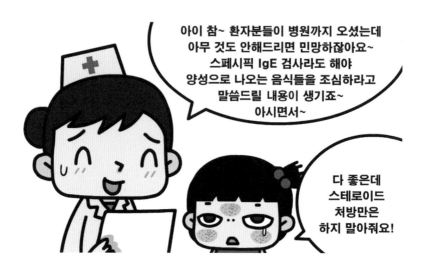

이유는 간단합니다. 그것 말고는 아토피 환자에게 해줄 처치가 별로 없기 때문이지요. 일반적으로 아토피 환자는 검사상 Total IgE 수치가 매우 높게 나옵니다. 그러나 적지 않은 아토피 환자의 IgE 수치는 정상 범위에 있습니다. 그래서 혈액 검사상 IgE 수치가 절대적 진단 기준이 되지는 못합니다. IgE가 높으면 IgE 타입이라고 하고, 정상 범위에 있으면 Non-IgE 타입이라고 부릅니다. 대체로 IgE 타입이 치료가 어려운 편입니다. IgE 수치가 높게 나오는 음식이나 항원을 멀리하는 일은 근본적인 대책이 아닙니다. 중요한 것은 피부면역의 회복이니까요.

다시 말씀드릴게요. "피부면역력 회복이 아토피 치료의 핵심"입니다.

인터페론 감마(Interferon-γ): 인터페론 감마는 자연면역을 유도 또는 활성화하는 단백질입니다. 즉, 주로 염증에 관계하는 면역 단백질입니다. 피부 점막의 1차 방어선에 필요한 자연면역 세포인 대식세포, 호중구, NK세포 등을 증가시키는 역할을 합니다. 반대로 IgE 항체는 가려움을 유발하는 히스타민을 피부 점막에서 활성화하는 역할을 합니다.

인터페론 감마는 자연면역계를 흥분시켜 가래와 종기, 고름을 형성합니다. 이 과정에서 미열이 나지만 항생제나 해열제를 남용하지 않는 한 수일 내에 정상 체온으로 돌아옵니다.

그렇다면 아토피 환자는 이 인터페론 감마가 부족하지 않을까요? 아토피는 "피부 자체의 방어력(자연면역) 결함으로 인해 발생"하니까요.

네, 그렇습니다. 아토피 환자는 인터페론 감마가 정상인보다 낮게 나타납니다.

그럼 피부에서 인터페론 감마 분화능을 높여주면 아토피가 나을 수 있지 않을까요?

네, 그것도 옳은 말씀입니다. 이미 감마 인터페론을 아토피 환자에게 직접 주사하는 치료법이 등장한 적이 있습니다. 특히 소아면역학자나 소아과 병원에서 인터페론 감마 주사를 써서 아토피 환자의 면역 불균형을 해결하려는 시도가 있었지요. 실제로 어느 정도 효과가 있었습니다.

유감스럽게도 지금은 별로 사용되지 않습니다. 감마 인터페론을 스스로 안정적으로 만들어내지 못하는 상태에서 일시적으로 외부에서 주입하는 치료는, 그야말로 '반짝' 효과밖에 볼 수 없었기 때문입니다.

만성 아토피 환자의 인터페론 감마 수치가 정상인에 비해 높다는 것을 보여주는 논문도 있습니다. 제가 아토피 강의를 참 많이 하는데, 전문

감마 인터페론과 IgE의 상관관계

감마 인터페론과 IgE는, 항상 그렇진 않지만 시소게임처럼 한쪽의 양이 많아지면 한쪽의 양이 적어지는 경향이 있다. 좀 더 정확히 표현하면, 감마 인터페론이 많이 만들어질 때는 보통 IgE가 많이 만들어지지 않는다. 아토피 환자의 몸에 열이 나면 가려움이 줄어드는 증상을 봐도 알 수 있다. 이제부터라도 해열제와 소염제의 사용을 줄여야 한다. 그래야 피부면역의 성장에 도움이 되기 때문이다.

가를 대상으로 하는 강의에서 가끔 이에 대해 지적하는 분이 있습니다.

그러면 "만성 아토피 환자는 항상 상처가 나 있는 상태의 전쟁 상황"이라고 말씀드립니다. 즉 정상적인 상황이 아니기 때문에 정상인과 다르게 봐야 합니다.

피부에 동일한 상처가 있는 정상인과 아토피 환자를 비교한다면 결과는 다르게 나타날 것입니다. 만성이든 아니든, 아토피 환자의 피부면역이 정상인보다 부족하다는 사실은 분명하니까요.

제가 10여 년간 아토피와 씨름하며 개발한 '아토파인' 시리즈는 인터페론 감마를 넣어주는 게 아니라, 스스로 만들어내도록 근본적으로 치료해주는 것이 목적입니다. 즉 인터페론 감마를 유도하여 피부면역을 회복해주는 기능을 하지요.

사이토카인(Cytokine): 자연면역계와 특이면역계의 모든 세포는 혼자서 활동하지 않고 경찰이나 군대가 늘 통신을 하듯이 활발하게 정보를 주고받습니다. 이때 전파나 편지처럼 세포 사이에 정보를 전달해주는 물질이 바로 인터페론, 인터루킨 등의 사이토카인입니다. 그래서 '면역관련 정보 전달 고분자물질'이라고도 불리며, 주로 Th(보조 T) 세포에서 많이 분비됩니다.

이밖에도 보체, 인터루킨 등의 중요한 면역 용어가 있으나 일단 여기서 정리하겠습니다. 이 정도만 해도 아토피와 관련된 면역 상식을 훌륭히 갖추었다고 봐도 무방하거든요.

이왕 여기까지 도달한 김에 '면역 불균형'이란 말을 이해하는 데 결정적인 Th1과 Th2도 정복하기를 권합니다. 고지가 바로 저긴데 예서 멈출수는 없겠죠? 자, 마지막 고지를 향해 돌격 앞으로!

4) Th1과 Th2 더 깊이 알아보기

아토피 치료의 키워드, Th1과 Th2: 아토피는 "면역 불균형으로 인해 생기는 만성 알레르기성 질환"입니다.

이젠 지겹다고요? 네, 그럴 만도 하지요. 하지만 이번만큼은 저 문장을 다시 한번 말씀드리지 않을 수 없네요. 저 문장 속의 '면역 불균형'이 바로 Th1과 Th2 사이의 불균형이니까요.

엥? 이제까지 면역 불균형은 자연면역과 특이면역 사이의 불균형이라고 하지 않았냐고요? 네, 그렇습니다. Th1과 Th2는 특이면역 세포인 T세포 중에서 보조 T세포(T helper cell) 1번과 2번이라는 뜻이니까요.

그런데 Th1은 자연면역계를 활성화하고, Th2는 특이면역계를 활성화합니다. 더 구체적으로 말씀드리면 Th1은 자연면역계의 대식세포를 주로 활성화하고, Th2는 특이면역계의 B세포가 항체를 대량으로 생산하도록 합니다. 알레르기와 아토피에서 대표적인 항체가 IgE이지요.

앞에서 항체를 만드는 면역 세포가 B세포라고 말씀드렸죠? 그런데 B세포가 항체를 만들기 위해서는 T세포 중에서도 Th2 세포가 신호를 보내줘야 합니다. 즉 Th2 세포가 B세포에 "저것은 자연면역으로 퇴치하기

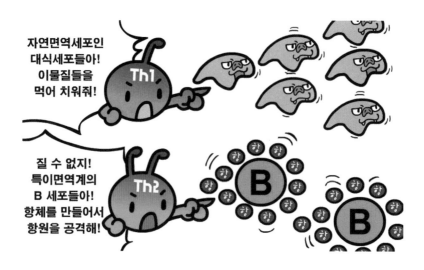

힘든 이물질이니 항체를 생산해주세요"라고 신호를 보내야만 항체가 제대로 생산될 수 있습니다.

이와는 달리 Th1은 인터페론 감마를 많이 생성합니다. 바로 앞에서 인터페론 감마의 기능이 자연면역계 활성화라고 했죠? Th1이 많다는 것은 인터페론 감마가 많이 생성된다는 의미이고, 피부의 자연면역계가 활성화함으로써 아토피가 치료된다는 뜻입니다.

아토피 치료의 원리: 이와 같이 Th1과 Th2는 면역세포 사이의 통신을 담당하는 컨트롤 타워 역할을 하기 때문에 중요합니다. 만약 지속적으로 Th1의 수치는 높이고 Th2의 수치는 낮출 수 있다면 아토피를 근본적으로 치료할 수 있습니다.

이것이 바로 이 책에서 아토피를 치료할 수 있다고 호언장담한 근거입니다.

이론적으로는 그렇다 치고, 실제로 Th1을 높이고 Th2를 낮추면 아토피가 치료될까요? 아니, 현실적으로 Th1은 높이고 Th2는 낮추는 일이 가능하기는 할까요?

이 두 가지 질문이 바로 지난 10여 년 동안 제 화두였습니다. 수많은 시행착오와 과감한 실험과 연구 끝에 Th1을 높이고 Th2를 낮추어야 한다는 원리를 알아냈다 하더라도, 실제로 조절할 수 없다면 아무 소용이 없으니까요.

외국의 저명한 과학자 중에도 저와 비슷한 결론에 도달한 사람들이 있지만, 실질적으로 면역계를 움직일 방법을 찾지 못했습니다. 인체 면역계 자체가 매우 유기적이고 복잡한 데다, Th1과 Th2는 하는 일만 다를 뿐 사실상 같은 T세포인 셈이니 둘 중 하나는 높이고 하나는 낮추는 일은 꿈속에서나 가능해보였지요.

아토피 치료의 해답, 아토파인: 그러나 제게는 콧대 높은 서양 연구자들이 꿈도 못 꿀 무기가 있었습니다. 조상님이 주신 선물, 한의학(韓醫學)이지요. 저는 헤아릴 수 없을 만큼 많은 한방 생약을 하나하나 검사하여 Th1과 Th2 조절 능력이 있는지 일일이 확인했습니다.

10여 년 동안 적지 않은 자금을 쏟아부어가며 경희대 한의대와 고려대 생명공학부 연구팀과 함께 연구한 결과, 마침내 Th1은 높이고 Th2는 낮추면서 면역계에 부작용은 거의 없는 수십여 종의 한방 생약 성분을 추출하는 데 성공했습니다.

그리고 실험실에서 Th1을 높이고 Th2를 낮추는 것으로 드러난 한방 생약 성분이 아토피 환자의 연령, 성별, 체질에 무관하게 효과를 발휘하는지 다시 체크했습니다. 이 단계도 통과한 수십여 종의 생약 성분을 배합한 뒤, 한국인의 내장 점막 면역계에 친숙하면서도 효과가 좋은 김치 유산균으로 발효시켰습니다. 한방 생약을 발효하여 미생물의 양을 크게 늘렸더니, Th1과 Th2 조절 효과도 더욱 커졌습니다.

저는 이 한방 생약 발효물을 '아토파인(Atofine)'이라 이름 짓고 아토피에 지친 피부의 자생력을 길러주는 원료로, 면역계의 균형을 되찾아 아토피를 근본적으로 치료해주는 생약효소식품으로 개발했습니다.

"생약의 시대"에서 생약을 발효한 "효소의 시대"로 진입한 것입니다.

지금은 아토파인보다도 한 걸음 더 발전된 제품인 "효소시대"를 개발하여 시판 중입니다. 제 자랑 같아서 민망하지만, 아토피 환자뿐만 아니라 모든 현대인의 건강과 활력, 면역에 필수적인 발효추출물이라고 감히 말씀드립니다.

영양이 부족하고 못 살던 시대에는 보약도 영양의 공급에 초점이 맞춰져 있었습니다. 이제는 영양의 부족이 아니라 영양의 과잉이 문제인 시대입니다. 영양이 과잉되어 있는데도 각종 성인병이나 만성 피로 등은 더욱 심해지고 있습니다.

그러니 이제는 보약도 바뀌어야 합니다. 노폐물을 배출하고 세포의 기능을 활성화해주는 생약 발효물질이야말로 새로운 시대에 걸맞은 보약입니다.

스트레스와 항생제, 방부제와 비만에 시달려서 약해진 장과 면역계를 건강하게 되살려 주는 "효소시대"! 현대인에게 꼭 필요한 맞춤식 보약이겠죠?

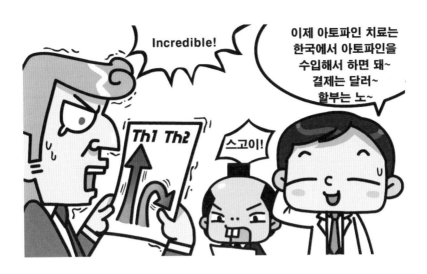

면역 불균형의 회복: 아토피는 "면역 불균형으로 인해 생기는 만성 알레르기성 질환"이며, "피부 자체의 방어력(자연면역) 결함으로 인해 발생하는, 밤 시간의 가려움을 주 증상으로 하는 만성 알레르기성 질환"입니다.

그냥 "아토피는 Th1을 높이고 Th2를 낮추면 됩니다"라고 말씀드리면 이 책을 읽는 대부분의 독자분이 쉽게 이해하기 어려울 듯해서 면역 전반에 대해 설명해드렸습니다.

지금까지 나온 면역 용어는 다 잊더라도 아토피가 왜 면역 불균형으로 생기는지, 면역 불균형이 무엇을 의미하는지, 자연면역과 특이면역의 불균형이 왜 Th1과 Th2의 균형 문제와 연결되는지, 아토피의 치료를 위해 Th1과 Th2의 균형을 되찾아야 한다는 게 무슨 말인지 안다면 충분합니다.

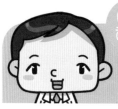

면역 알아야 아토피 잡는다

아토피는 면역 불균형으로 인해 생기는 만성 알레르기성 질환입니다. 좀 더 자세히 말하면 피부 자체의 방어력(자연면역) 결함으로 인해 발생하는, 밤 시간의 가려움증을 주 증상으로 하는 만성 알레르기성 질환입니다.

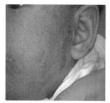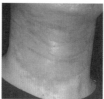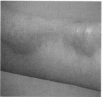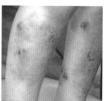

즉 자연면역을 올려주고 특이면역을 낮춰주면 아토피를 치료할 수 있습니다.

자연면역	특이면역
1차 방어선	2차 방어선
세포성 면역	체액성 면역
피부, 내장 점막	혈액, 체액
직접 공격	항체로 공격

이를 위해서는 Th1을 올리고 Th2를 낮춰주면 됩니다.

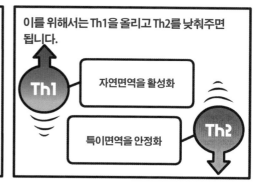

전세계에서 제가 개발한 '아토파인'만이 이런 약효를 가지고 있습니다.

하하하 이것 참 쑥스럽네요~

꼭 아토피 때문이 아니더라도, 일상생활에서 자연면역력을 높여주는 것이 중요하답니다.

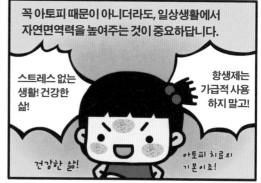

아토피 치료의
원리

특이면역, 출동해주세요!

자연면역계란 곧 피부면역계를 뜻합니다. 물론 피부에서도 특이면역계가 활동하지만, 피부면역계가 곧 자연면역계라고 해도 큰 무리는 없습니다.

피부면역계는 외부 환경 및 이물질과의 전투에서 항상 최전선을 담당합니다. 그래서 1차 방어선이라고도 하지요. 이처럼 중요한 피부면역계가 어떤 이유로 약해지면 세균이나 먼지, 꽃가루, 유해물질 등 이물질을 제대로 처리하지 못합니다. 그러면 2차 방어선을 형성하는 특이면역 세포가 부랴부랴 피부 쪽으로 달려옵니다.

특이면역 세포는 주로 혈액이나 체액 속에 존재합니다. 그래서 혈액성 또는 체액성 면역이라고도 하지요. 혈관이나 피하조직 아래의 깊숙한 곳에 있어야 할 2차 면역 세포가 자꾸 피부로 올라오니 피부가 빨개지면서 가려움증을 비롯한 여러 가지 아토피 피부염 증상이 나타납니다.

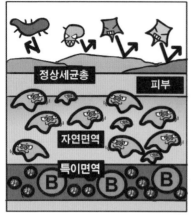

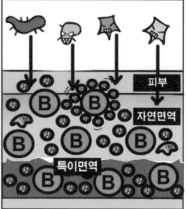

　이처럼 아토피 환자는 자연면역계가 약화되고 특이면역계가 발달된 것이 특징입니다. 결코 좋은 특징은 아니지요. 수억 년의 진화 과정에서 자연면역계와 특이면역계의 역할이 분명히 나뉘어서 발달해왔는데, 한 순간에 특이면역계가 자연면역계의 역할까지 해야 하니까요.

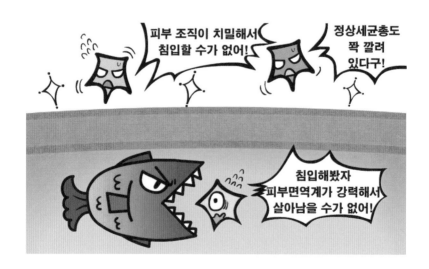

아토피 치료의 근본적인 방법은 자연면역계를 강화하고 특이면역계는 진정시키는 것입니다. 피부를 지키는 자연면역계가 튼튼해지면 스스로 청소하고 방어할 수 있습니다. 항원이 자연면역계를 뚫지 못하면 특이면역계는 자연스럽게 제자리로 돌아갑니다. 특이면역계가 피부로 올라오지 않으면 지긋지긋한 가려움도 사라지고, 혈액에 의해 들뜬 피부 조직도 가라앉으면서 치밀하고 '쫄깃쫄깃한' 밝은 피부로 되돌아갑니다.

아토피가 피부면역(자연면역) 결함임을 알 수 있는 근거

1 홍조(flare) 현상, 적화(reddish) 현상

피부면역을 도와주기 위해 혈액이 피부의 바로 아래까지 올라오니까 뜨겁고 붉어집니다.

2 피부의 2차 감염이 빈번

자연면역이 약화되어 있다 보니 정상인보다 감염에 취약합니다. 혈액 면역이 도와주지만 역부족일 수밖에 없지요.

3 스테로이드(면역억제제)의 사용이 증세를 더 악화합니다.

스테로이드는 자연면역과 특이면역을 모두 무력화합니다. 따라서 스테로이드를 끊으면 몸속에서는 아무 제재 없이 급증한 이물질에 놀라 급격한 면역 반응이 발생합니다. 급격한 면역 반응이란 탈스현상 또는 리바운딩 현상을 말하며 아토피 염증의 악화, 피부 상태의 악화, 가려움증의 심화 등을 불러옵니다.

4 청결한 문화에서 많이 발생하는 이유는 피부점막이 많은 세균과 싸워서 면역을 취득할 기회가 적기 때문입니다.

5 방부제를 첨가한 음식이 늘고 항생제와 예방주사의 사용이 빈번해진 시기는 아토피가 사회적으로 증가하는 시기와 일치합니다. 감염 기회가 적기 때문에 이 역시 자연면역취득 기회가 적다고 할 수 있습니다.

6 방부제, 장기 유통음식의 발달로 기생충과 정상세균총이 인체에서 줄어들었습니다. 방부제는 정상세균총과 같이 우리 몸에 꼭 필요한 세균까지도 없앱니다.

7 2차 감염 등 염증과정 이후 3개월 정도 지나면 아토피 피부가 호전되는 경향이 뚜렷합니다. 아픈 만큼 성숙하는 것이 눈에 보입니다.

8 자가 면역 치료로 아토피 피부가 좋아집니다.

　실험적으로 자연면역세포를 대량 증폭 배양한 후 다시 실험동물의 몸에 주입하면 아토피가 호전됩니다. 이것을 자가유래 세포치료제 또는 자가 면역 치료라고 합니다.

9 스트레스 등으로 면역계가 약화하면 아토피도 악화합니다.

면역 부족? 면역 과잉?

알레르기나 자가 면역 질환은 특정 항원에 대해 특이면역체계가 이상 작동하기 때문에 생기는 병입니다. 따라서 면역 기능을 억제하는 약물이 효과를 발휘할 수 있습니다.

　그러나 아토피에는 특정한 항원성이 없습니다. 오히려 너무 많은 항원성을 보입니다. 자연면역 체계 자체가 약해져 있으니까 이놈 저놈이 다들 한 방씩 날립니다. 이걸 막아보겠다고 특이면역이 달려오지만, 특이적 알레르기 반응으로 심한 가려움증만 나타납니다.

　이런 상황에서 면역 체계 전체를 약화하는 약물을 쓴다면 치료는커녕 더 악화할 수밖에 없겠죠. 심지어 스테로이드와 같은 약물을 써서 면역 세포 전체가 아예 활동을 못하도록 만들어버리기도 합니다. 다행히도 이제는 의사뿐만 아니라 아토피 환자들도 함부로 스테로이드를 사용하지는 않고 있지만요.

아토피를 환경에 너무 민감해서 일어나는 불필요한 면역과잉으로 인식한다면 당연히 면역 억제제를 사용해야 합니다. 그러나 만약 피부가 약해서, 즉 자연면역계가 약해서 상대적으로 과민해졌다고 인식한다면 피부면역을 강화해주는 것이 당연합니다.

증상은 같은데 해석과 처방은 정반대가 되는 셈이지요. 제가 일찌감치 '아토피를 인식하는 방식이 중요하다'고 말씀드린 이유를 이제는 아시겠죠?

인식이 바뀌면 치료 방법도 바뀌어야 합니다. 이제는 피부면역뿐만 아니라 몸 전체의 면역력을 높여줘야 한다는 점을 이해하리라 믿습니다.

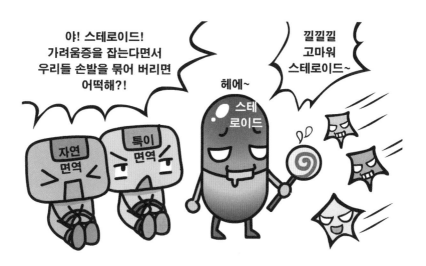

이를 위해서 저는 평생을 바쳐 "아토파인"을 개발하였고, 최근 보다 진일보된 "효소시대"까지 성공적으로 개발했습니다.

아직까지 피부면역, 즉 자연면역만을 선택적으로 강화해주고 특이면역은 진정시키는 약물은 찾아보기 힘듭니다. 사실 지금도 아토피가 면역질환인지 아닌지, 자연면역 불균형인지 아닌지조차 구분하지 못하는 연구자가 많은 데 비해 "아토파인"은 매우 앞서 있지요.

잘못된 결론에 이른 잘못된 실험

최근까지 아토피 관련 논문을 보면 10개 중 7개가 틀린 주장을 합니다. 가장 흔한 오류는 다음과 같습니다.

"정상인의 피부와 아토피 환자의 피부를 각각 떼어내서 검사해보니, 아토피 환자의 Th1과 Th2 수치가 모두 정상인보다 높게 나왔다. 즉 정상인보다 아토피 환자의 자연면역과 특이면역이 동시에 과잉 반응을 보이니 둘 다 낮춰야 치료가 된다."

* 학술적으로 볼 때 Th1 수치 자체를 자연면역으로 해석할 수는 없지만, 이해를 돕기 위해 이와 같이 단순하게 표현했습니다. 일반 독자를 위한 책이므로 전문가 여러분께서는 이해해주시길 바랍니다.

이런 논문이 간과하는 사실은, 아토피 환자의 피부는 24시간 비상이 걸린 상태라는 점입니다. 피부면역이 약하니까 피부에 많은 적이 이미 침입한 상태에서 피부면역과 특이면역이 모두 다 피부의 이물질을 제거하려고 온갖 용을 쓰며 야단법석을 피우는 데가 바로 아토피 피부입니다.

그에 반해 정상인의 피부는 특별한 문제없이 여유롭게 적을 물리쳐 놓고 안정된 상태입니다. 따라서 제대로 결과를 내기 위해서는 정상인의 피부에 긁어서 상처를 내고 약독화된 세균과 같은 이물질을 동일하게 넣은 뒤 실험해야 합니다.

실제로 이렇게 동일한 조건에서 실험해보면, 정상인의 피부는 고름을 형성하는 등 자연면역반응이 금세 일어납니다. 이때 사이토카인을 측정하면 Th1의 수치만 매우 높게 나옵니다. 즉 1차 방어선으로서 자연피부면역이 정상적으로 작동합니다.

다행히 최근에는 Th1과 Th2의 불균형이 아토피의 원인이라고 주장하는 논문이 눈에 띄게 늘었습니다. 결론적으로 아토피가 "면역 불균형으로 인해 생기는 만성 알레르기성 질환"이라는 제 주장은 이미 충분한 설득력이 있습니다.

아토파인 발효물은 아토피 환자뿐만 아니라 정상인의 면역세포를 배양방식을 통해 자연면역을 올려주고 특이면역은 올리지 않는 효과를 수천 번의 실험으로 검증하여 탄생했습니다.

체질과 나이, 계절적 변수를 다 만족하는 조합으로 구성되었죠. 독성도 전혀 없는 식품 생약과 유산균이 만난 발효물입니다. 그리고 1,500명이 넘는 아토피 환자에게 적용되어 실제 임상에서도 검증되었습니다. 이론과 실제에서 필요충분조건을 만족한 것입니다.

치료 후에도 재발률이 아주 낮게 나타나므로 아토피에 대한 제 해석은 틀리지 않았다고 자신합니다.

아토피 환자	비상 상황의 정상인	정상인
Th1 Th2	**Th1 Th2**	**Th1 Th2**

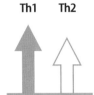

아토피 환자는 피부에 비상이 걸린 상태입니다. 따라서 피부의 Th1과 Th2 수치가 모두 높게 나옵니다.

정상인의 피부를 일부러 비상 상황으로 만들어주면 Th1만 크게 올라갑니다. 즉 같은 비상 상황이라도 아토피 환자는 Th2만 높습니다.

정상인의 피부는 평온한 상태입니다. 따라서 Th1과 Th2 수치가 모두 낮습니다.

아토피의 치료원리

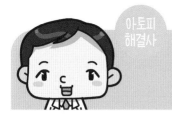

아토피는 면역 과잉이 아니라 면역 부족 때문에 발생하는 질환입니다. 왜 그런지 알아 볼까요?

반대로 생각하면 절대 안 돼요!

❶ 혈액이 피부 바로 아래까지 올라오니까 피부가 뜨겁고 붉어집니다.

화끈 화끈

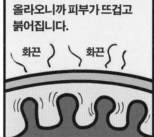

❷ 자연면역이 약화하여 2차 감염이 자주 일어납니다.

하루라도 좀...

편히 자 보자!

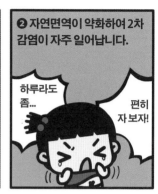

❸ 면역억제제를 사용하면 탈스현상, 리바운딩 현상이 발생합니다.

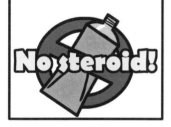

No steroid!

❹ 미생물이 적은 청결한 환경에서 오히려 증가하는 경향을 보입니다.

스스로 싸워볼 기회가 없었으니 약할 수밖에요...

자연 면역

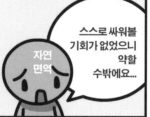

❺ 항생제, 예방주사의 사용이 늘어나는 시기와 아토피 증가 시기가 일치합니다.

일본 1980년대	한국 1990년대	중국 2000년대
	🇰🇷	

❻ 방부제와 유통의 발달로 기생충과 정상세균총이 사라지고 있습니다.

갑작스러운 변화에 혼란스러워하는 자연면역

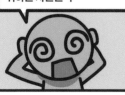

❼ 증상심화 과정을 겪으며 고름과 딱지가 앉으면 호전되기 시작합니다.

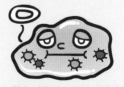

고름은 이물질을 삼킨 자연면역 세포들의 시쳇더미~

❽ 아토피 환자의 혈액을 뽑아서 면역 훈련하여 다시 주입하는 임상 시도도 있습니다.

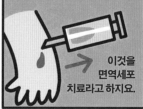

이것을 면역세포 치료라고 하지요.

아토피

어떻게

치료하나요

아토피 치료의 A에서 Z까지

아토피는 피부병일까요?

아토피가 생기는 이유

피부질환의 사회적 변천사

아토피 치료의
A에서 Z까지

아토피 치료의 목표는 자연면역계 강화

아토피 치료의 목표는 자연면역계를 강화하면서도 특이면역에는 영향을 주지 않는 것입니다. 물론 자연면역계는 강화하고 특이면역계는 약화하면 더 좋겠지만, 대부분의 식품과 생약들은 면역계 전체를 강화했습니다.

자연면역계를 강화하기 위해서는 다음의 몇 가지 조건을 만족해야 합니다.

1) 피부면역의 선택적 강화

특이면역을 제외하고 피부면역, 즉 자연면역만 강화해어야 합니다.

아토파인은 이러한 기능을 임상적으로 제대로 수행할 수 있습니다.

아토파인으로 면역 체계 자체를 교정하는 데는 비교적 많은 시간이 걸리기 때문에 환자는 꾸준함과 신뢰가 필요합니다. 피부의 자생력을 믿고 인내심을 가지고 피부의 자연면역을 꾸준히 키워나가면 아토피는 나을 수 있습니다.

2) 재생능력 키우기

아토피 환자는 혈액이 몰려와서 피부가 뜨기 때문에 피부 조직이 치밀하지 못하고 느슨합니다. 그래서 긁으면 금세 피가 나고 찢어지죠. 이 경우 표피 내에서 세포의 성장 및 재생에 관여하는 세포성장 활성 인자인 EGF(Epidermal Growth Factor)나 피부조직 구성성분인 세라마이드가 함유된 보습제나 외용제를 사용하면 피부 손상을 줄일 수 있습니다. 아토피 환자들은 조직학적으로 세라마이드라고 불리는 지질층이 부족합니다. 세라마이드는 일종의 방어막으로써 이물질의 침입을 막는 1차 장벽의 역할을 합니다. 세라마이드를 피부에 공급해주면 느슨한 피부조직을 치밀하게 만드는 데 도움이 됩니다.

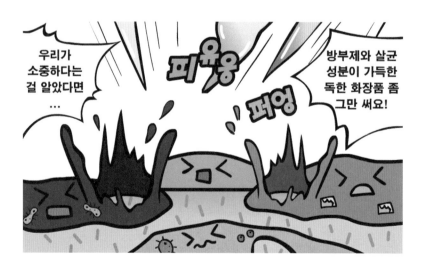

3) 피부 자체의 세균환경 안정

피부와 점막에는 많은 세균이 삽니다. 눈 점막, 코 점막, 대장 점막, 피부 점막은 물론이고 입안에도 수많은 세균이 살지요.

특히 장에는 그 이름도 유명한 유산균이 공생하고 있습니다. 이들 유산균은 장으로 들어온 음식을 발효해 인체에 중요한 효소를 생산합니다. 말하자면 장의 음식 찌꺼기를 먹고 효소를 배설하는 셈이지요. 그뿐만 아니라 변을 잘 숙성해서 독성을 없애는 역할도 한답니다.

피부에서도 많은 종류의 세균이 적은 숫자를 유지하며 살아갑니다. 이것을 정상세균총(정상세균이 군집을 이룬 상태)이라고 합니다. 이라고 하는데, 이 세균이 생명 활동을 하는 과정에서 우리 피부의 산성도(pH)가 일정하게 유지됩니다. 즉 피부의 각질 등을 먹고 산성 물질을 분비하지요.

피부가 정상세균총 덕분에 약산성(pH5.5)을 유지하면, 특히 포도상구균이나 연쇄상구균과 같은 질 나쁜 세균이 피부에서 번식하기 힘들어집니다. 이 산성 물질은 피부의 산성도뿐만 아니라 습기도 유지해줍니다. 수억 년에 걸쳐 진화하는 동안 인간 피부에 최적화된 천연 보습제죠.

그뿐만 아니라 땅따먹기를 하듯이 피부에 자리 잡고 서로 생존 경쟁을 벌이기 때문에 새로운 세균이 피부에 정착하지 못하게 합니다. 앞서 제가 이것을 '정상세균총의 땅따먹기 효과'라고 부른다고 했지요.

이처럼 정상세균총이 잘 깔린 피부는 건강한 피부입니다. 그런데 방부제나 스테로이드, 항생제 등으로 인해 정상세균총이 파괴되는 일이 적지 않습니다. 특히 대장의 유산균이나 대장균과 같은 유익한 세균이 사라지면 우리 몸에 커다란 영향을 줍니다. 대장의 유익한 세균이 줄어들 때 과민성 대장으로 변하기 쉽습니다. 그 결과로 설사와 변비가 반복되

**아토피 근본치료의
필수요건 세 가지**

❶ 피부·점막 면역계를 강화하는 게 우선이다.
❷ 피부조직 재생 능력을 길러야 한다.
❸ 피부 자체의 세균 환경을 안정화해야 한다.

고 피부 습진도 쉽게 발생합니다.

해결책은 정상세균총입니다. 정상세균총이 피부와 대장에 잘 자리 잡으면 이와 같은 증상들이 자연히 개선됩니다.

정상세균총이 없으면 자연면역계가 정상세균총이 하던 일까지 해야 하므로 매우 예민해집니다. 즉 민감성 피부로 바뀌지요. 피부의 세균 환경이 안정되어 있을 때는 피부 아래를 순찰하다가 갑작스레 늘어나는 세균만 처리하면 되었는데, 정상세균총이 없으니 자연면역이 일일이 직접 세균과 싸워야 하기 때문입니다.

이처럼 정상세균을 많이 유지해주는 것 역시 아토피 치료의 또 다른 중요한 목표입니다. 효소 미스트 스프레이(Engyme Mist Spray)도 정상세균총 유지에 효과가 좋습니다. 효소 미스트, 아토파인 보습제 및 재생크림은 민감성 피부를 치료하는 데 뛰어난 효과를 발휘합니다.

정리하면 다음과 같습니다.

치료가 잘 되는 사례와 어려운 사례

사춘기를 지나 면역체계가 완전히 자리 잡은 성인 환자의 아토피는 잘 낫지 않습니다. 잘못된 면역체계가 완전히 세팅되어 그 경향성이 고착화하여 움직이니, 이를 변화시키는 게 쉬울 리 없지요.

또한 스테로이드를 비롯한 엘리델, 프로토픽 등 약물을 오랫동안 사용해왔다면 치료 과정이 조금 더 까다로워집니다. 물론 대부분의 환자가 조금씩 이런 약물을 쓰지만, 너무 오랫동안 '진정 컨셉 약물'을 쓰거나 남용한 환자가 적지 않습니다.

스테로이드 계열 약물과 같이 면역계를 약화하는 치료를 해왔다면 탈스 현상, 리바운딩 현상을 심하게 겪을 수밖에 없습니다. 피부가 '뒤집어지는' 증상은 기본이고 종종 사회생활을 할 수 없을 정도로 악화하기도 합니다. 그래서 한참 면역 불균형 교정을 위한 한방 약물과 스테로이드 약물을 병행할 수밖에 없는 게 현실입니다.

그리고 가계력이 완연한 환자, 할아버지나 아빠, 엄마가 만성적 알레르기나 아토피가 있는 아이들은 치료기간이 상당히 걸립니다. 2년~3년 이상 치료해야 할 때도 꽤 있습니다.

한편 아토피 환자의 대다수를 차지하는 어린이 환자는 대개 성인 환자보다 훨씬 빠르고 쉽게 치료할 수 있습니다. 그러나 그중에서도 평소 감기에 잘 걸리지 않고, 걸려도 열이 잘 나지 않는 어린이는 비교적 치료기간이 길고 고생도 더 하는 편입니다.

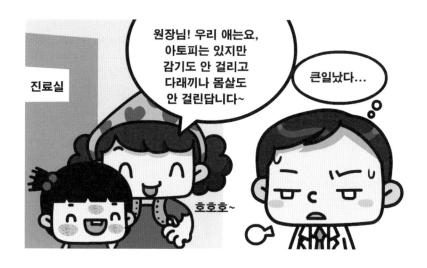

감기에 걸리는 것은 그 자체로 자연면역계가 활동을 잘 한다는 뜻이며, 열이 나는 것도 마찬가지이기 때문입니다. 자연면역계가 활동할 때 고름, 염증, 발열, 다래끼 등이 많이 생긴다고 말씀드린 바 있습니다. 아토피는 자연피부 면역을 강화해야 하는데 감기에도 걸리지 '못할' 정도의 자연면역계를 회복하는 일이 쉬울 리 없지요.

그러므로 감기에 잘 안 걸리거나 열이 안 난다면 기뻐할 게 아니라 오히려 걱정해야 합니다. 아이들이 키가 크고 생각이 자라는 것과 마찬가지로 면역체계 역시 시행착오를 거치면서 성장해야 하거든요. 자주 아프지 않으면 오히려 이상한 것입니다.

아토피에 걸렸다가도 잘 낫는 아이들은 전부터 잔병치레를 해오던 아이들입니다. 물론 원래 허약하거나 체질 때문에 자주 아픈 아이들은 아토피도 잘 낫지 않겠지요. 평소에는 건강하게 잘 놀다가도 감기에 걸려 기침 가래와 열이 잘 나는 아이들은 아토피가 비교적 빨리 치료됩니다. 왜냐하면 그 증상들은 자연면역 기능이 잘 작동한다는 증거니까요.

특히 다래끼가 나서 곪고 나면 눈 주위 아토피부터 빨리 사라지곤 합니다. 편도가 잘 붓는 어린이도 아토피 치료가 용이한 편이지요. 가래와 누런 콧물을 뱉어내는 어린이는 알레르기 비염과 천식이 좋아집니다. 반대로 가려움증이나 맑은 콧물, 재채기 등의 반응은 특이면역계의 활동 결과로 나타나는 증상이니까요.

아토피 치료에 걸리는 시간

아토피 치료의 목표와 핵심은 피부 자체의 방어력을 얼마나 튼튼하게 해주느냐에 있습니다. 즉 아토피의 치료기간이란 피부 자체의 방어력,

즉 자연피부 면역을 얼마나 빨리 되찾아주느냐에 달려있지요. 따라서 아토피 환자의 보호자들이 질병 관리를 얼마나 적절히 해주느냐, 어떤 약을 어떻게 써서 피부면역을 강화해주느냐에 따라 기간과 예후가 좌우됩니다.

아토피를 수년 이내로 앓아왔다면 1년가량을 치료기간으로 봅니다. 대개의 환자가 여기에 속하지만, 더 걸릴 수도 있습니다. 부모의 가계력이 완연하거나 아토피를 10년 이상 앓은 환자가 그렇습니다. 기본적으로 2년 이상을 치료기간으로 봅니다.

특별히 가계력이 심한 환자도 있습니다. 부모나 조부모 중에서 두 명 이상이 심하게 아토피를 앓은 환자 등이 해당합니다. 치료기간이 3년~5년 걸릴 수 있고 완치가 어려울 수 있습니다. 즉 치료에 한계가 있을 수 있다는 뜻입니다.

또한 스테로이드 사용량이나 사용 기간도 치료 예후에 영향을 미칩니

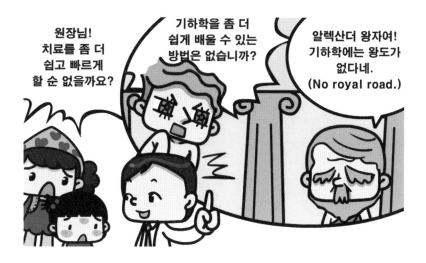

다. 많이 오래 사용할수록 증상심화 과정이 심해지고 치료기간이 더 걸립니다.

아토피 환자와 보호자로서는 결코 짧은 시간이 아니라는 사실을 잘 압니다. 그 뿐만 아니라 그 과정 또한 고통스럽지요. 특히 명현 현상이나 리바운딩 현상 등으로 증상이 심해지기만 하는 초기 몇 개월은 견디기 힘들 정도입니다.

그러나 인내심을 가지고 꾸준히 면역 체계 자체를 강화해주고 불균형을 바로잡아주는 것 외에는 방법이 없습니다. 아토피 치료에서도 지름길이나 왕도를 바라지 않는 게 바로 가장 빠르고 확실한 방법입니다.

중요한 것은 자연피부 면역계를 튼튼하게 하는 치료를 적절하게 하면 1년이 걸리든 2년이 걸리든 분명히 낫는다는 사실입니다. 난치질환이고 시간이 걸리긴 하지만 반드시 나을 수 있다는 확신과 신뢰가 중요합니다.

저는 매일 진료실에서 만나는 환자의 고통을 어떻게든 최소화할 방법이 없을까 하고 십여 년간 고민해왔습니다.

이를 위한 구체적인 방법의 하나가 바로 '세포치료제'입니다. 세포치료제란 내 몸의 세포를 치료제로 사용하는 것입니다. 혈액을 뽑아 면역세포를 몸 밖에서 따로 훈련한 뒤 다시 몸속으로 주사해주는 방식입니다. 면역세포에 지옥훈련이나 유격훈련을 집중적으로 한 뒤 몸속으로 다시 투입하는 방법이지요.

경희대 한의대 연구팀과 고려대학교 연구팀이 꾸준히 노력한 결과, 아토피 치료를 위한 세포치료제 연구는 현재 적지 않은 성과를 내고 있습니다. 여러 바이오 기업도 아토피 치료 용도의 세포치료제 임상시험을 시작했습니다.

몇 년 후면 세포치료제 주사요법을 통해 아토피 치료기간이 대폭 단축될 것입니다. 이를 통해 아토피 환자가 하루라도 빨리 고통에서 벗어나기를 간절히 기원합니다.

아토피의 치료 과정

지금부터 실제 아토피를 치료하는 과정에서 일어나는 일을 간략히 소개하겠습니다. 물론 아토피 케이스도 천차만별이기 때문에 반드시 이렇게 된다는 것은 아닙니다.

치료 전 1 - 증상과 원인: 아토피의 정의는 "피부 자체의 방어력(자연면역) 결함으로 인해 발생하는, 밤 시간의 가려움을 주 증상으로 하는 만성 알레르기성 질환"입니다.

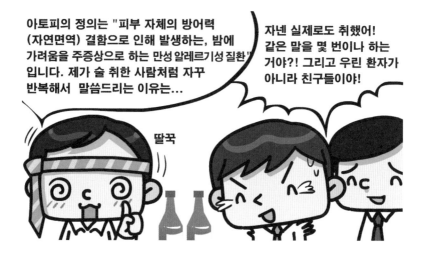

자연면역이 우리 몸의 1차 방어선이라면, 특이면역은 2차 방어선입니다. 특이면역은 혈액면역이라고도 하며, 항체라는 물질을 만들어내서 이물질을 없앱니다. 특이면역이 활동할 때의 증상은 가려움, 부기, 홍조, 빨개짐, 맑은 진물 등입니다. 알레르기 증상과 비슷하지요. 알레르기 역시 특이면역 때문에 발생하니까요.

아토피 환자의 몸에도 특이면역 반응이 지나치게 일어나기 때문에 피부가 빨개지면서 자꾸 가려움을 유발하지요. 아토피 피부라고 해서 자연면역 반응이 아예 없진 않습니다. 대부분 염증이 나거나 곪기도 하고, 진물이 나다가 아프기도 하고 욱신거리기도 하면서 혼재된 면역 반응이 나타납니다.

이때 생기는 염증반응은 호전 사인(Sign)입니다. 낫고 있다는 신호죠. 따라서 염증이나 진물, 고름 등의 호전 사인이 많아질수록 치료가 제대로 되고 있다고 판단할 수 있습니다.

호전 사인을 이해해야 자신 있게 일관된 치료를 할 수 있습니다. 이해하지 못하면 치료에 대해 확신할 수 없고, 확신이 없으면 올바른 치료를 지속할 수 없으니까요. 호전 사인을 오해해서 잘 되던 치료를 중단한 뒤, 과학적 근거가 없는 치료법에 혹해서 방황하는 것만큼 안타까운 일도 없습니다.

아토피에서 특이면역이 쓸데없이 많다는 사실만은 의심할 여지가 없지요. 피부 자체의 면역계인 자연면역계가 약하기 때문에, 혈액에 있던 특이면역계가 도우러 올 수밖에 없으니까 체액면역이자 항체면역인 특이면역이 피부에서 활동하면 항체로 가려움증이 유발되고 진물도 납니다.

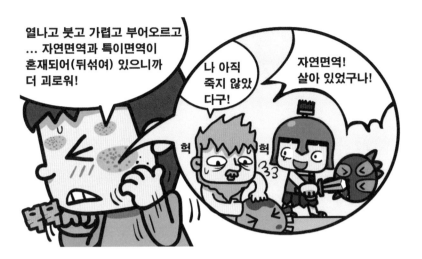

자연면역계가 만드는 누런 진물과 특이면역계가 만드는 투명한 진물은 매우 다릅니다. 누런 진물은 자연면역 세포가 이물질을 잡아먹고 함께 죽어서 만들어진 일종의 시쳇더미입니다. 그러나 투명한 진물은 대개 액체인 체액과 혈액이 피부에 너무 가까이 다가오면서 피부 밖으로 흘러나오지요.

이때 아토파인 효소를 복용하고 재생크림을 바르면 투명한 진물이 노래지면서 염증반응이 생기고, 이어 피딱지가 앉는 모습을 볼 수 있습니다. 호전 사인이 늘어나는 것입니다.

이와 같이 아토피 피부가 정상 피부로 변해가는 과정을 아토피 치료의 '무지개 이론'이라고 부릅니다. 아토피가 호전되는 과정에서 피부의 상태나 색깔 등이 마치 빨주노초파남보의 무지개색처럼 차츰차츰 변해간다고 해서 제가 붙인 이름이에요.

저는 환자들에게 6개월이 걸리든 1년이 걸리든, 피부가 튼튼해지면서 무지개를 타고 간다고 설명합니다. 아토피 피부가 어느 날 곧바로 정상 피부로 바뀔 수는 없지요. 그래서 무지개를 단계별로 타고 가다 보면 뭘 먹어도 안 가렵고 밤에도 긁지 않고 푹 잘 수 있는 지점에 도달한다고 말씀드립니다.

치료 전 2 – 2차 감염: 아토피 환자는 2차 감염이 잦을 수밖에 없습니다. 가렵다 보니 피부를 자꾸 긁고, 긁는 바람에 상처가 나고, 이 상처를 통해 다양한 미생물의 공격을 받으니까요. 게다가 아토피 환자는 피부 자체의 면역기능에 결함이 있다 보니 이러한 미생물 공격에 더욱 취약할 수밖에 없죠. 이것은 거꾸로 아토피의 원인이 피부면역계 약화라는 하나의 증거입니다.

아토피 피부는 대식세포나 호중구 등에 의한 세포성 면역인 자연면역계가 약해져 있을 뿐만 아니라 대부분 정상세균총도 파괴됩니다. 따라서 수포성 바이러스 또는 세균으로 인한 바이러스성 감염과 농가진, 습진 등 세균성 2차 감염이 쉽게 발생하기 마련입니다.

이런 감염을 스테로이드나 항생제로 치료하면, 처음에는 조금 나아지는 듯하나 시간이 지날수록 더욱 악화할 뿐입니다. 1차 감염이든 2차 감염이든 심하지 않다면 어느 정도는 스스로 이겨나가는 과정을 겪는 게 중요합니다.

물론 이때 전문가의 도움과 관리하에 치료가 이루어져야 합니다. 2주면 2주, 한 달이면 한 달 동안 피부면역계가 스스로 세균을 이겨나가는 과정을 겪고 나면 그 세균에 대한 재발률이 현저히 떨어짐을 확인할 수 있습니다.

사실 피부 스스로 야단법석을 피우며 세균과 싸우도록 두기가 쉽진 않습니다. 스테로이드를 끊고 며칠 되지 않아서 피부가 곪고, 종기가 나고, 급속도로 2차 감염에 시달릴 수 있으니까요. 첫날 수포와 고름이 10개 정도 있다고 하면 다음 날엔 수십 개, 3일째는 수백 개로 늘어나는 식으로 감염증상이 퍼지는 속도가 매우 빠릅니다.

2차 감염의 진행속도는 엄청나게 빨라서 감염 3일째에는 아주 험악한 상황에 깜짝 놀라게 됩니다. 그러나 일반적으로 7~10일이 지나면서 딱지가 앉고 재생기로 들어가 20일 이내에 거의 낫습니다.

진행속도가 너무 빠르거나 2주 이상 염증이 지속되거나, 발열이 3일 이상 지속되면 병원에서 항생치료 및 소염치료를 받는 편이 낫습니다. 면역취득이 중요하지만 패혈증의 가능성도 고려해야 하기 때문입니다.

바이러스성 2차 감염이면 진행기 3~4일째부터 항바이러스제를 사용해야 합니다. 예를 들어 가벼운 농가진은 일단 견디기를 권장합니다. 우리 몸이 피딱지를 만들면서 농가진을 스스로 치료하면, 해당 세균에 저항성이 생길 뿐만 아니라 면역취득에도 도움이 되기 때문입니다. 그러나 2차 감염의 징후가 보인다면 전문가의 도움과 판단에 따라 치료받아야 합니다.

치료 중 1 – 증상심화 과정: 저는 한의원에 처음 방문하는 아토피 환자와 보호자분들에게 많은 시간을 들여 아토피의 근본 원인과 치료 과정을 설명해드립니다. 특히 증상심화 과정에 대해 자세히 이야기하지요. 앞으로 증상심화 과정이라는 어려운 고비를 이겨내야 하기 때문입니다.

증상심화 과정은 말 그대로 증상이 심해지는 과정을 말합니다. 아토피는 자연면역력의 약화로 생기고, 자연면역력의 약화는 항생제나 예방접종 등의 남용으로 인해 발생하기 때문입니다. 아직 자연면역력의 약화 원인에 대한 정설은 없습니다만, 자연면역이 자신의 힘으로 이물질과 싸우는 과정을 충분히 겪지 못해서라고 생각합니다.

어쨌든 자연면역 체계를 회복시킴으로써 아토피를 근본적으로 치료하려면 자연면역계로 하여금 직접 이물질과 맞닥뜨리게 할 수밖에 없습니다.

스테로이드 계열의 엘리델, 프로토픽과 같은 면역 억제 약물을 사용하면 증상심화 과정이 더욱 힘겨워집니다. 대부분의 아토피 환자는 약을 거의 사용하지 않았다고 하지만, 스테로이드는 한 번 바르면 보통 1~2주일간 약효가 지속되므로 한 달에 한두 번 발랐어도 적게 사용했다고 보기 힘듭니다.

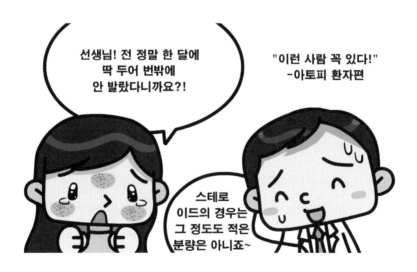

증상심화 과정은 4주 정도의 증상발전기와 4주 정도의 회복기로 나눌 수 있습니다. 따라서 전체적으로 6~8주 정도를 증상심화 과정의 일반적인 기간으로 보면 됩니다. 물론 훨씬 짧게 겪고 지나가는 사람도 있고, 길게는 3개월까지 증상심화 과정이 이어지는 사람도 있습니다.

계절성과 맞물리면 심화과정을 더 길게 겪기도 합니다. 여름에 심해지는 아토피가 있는 환자를 여름에 치료하면 계절성과 증상심화 과정이 겹치기 때문에 심화과정이 길어질 수도 있다는 뜻입니다.

증상심화 과정은 대부분 탈스(스테로이드 중단현상) 과정입니다. 이 기간에는 사회생활에 다소 어려움이 있고 육체적으로 고통스럽더라도 가능한 한 스테로이드를 사용해서는 안 됩니다. 생약 성분 목욕제와 자연면역계를 회복하는 외용제와 내복약만을 사용하여 면역능력 자체를 바로잡아야만 하지요.

물론 이때도 자연면역은 강화하고 특이면역은 진정시키는 아토파인과 같은 약물의 힘이 필요합니다. 어쨌든 항생제나 스테로이드를 사용하지 않으면 대개 염증이 8주 이내에 가라앉으면서 서서히 회복됩니다.

그러다가 만 3~6개월 지난 시점에서 피부가 갑자기 좋아집니다. 이는 염증반응을 겪으며 치열하게 싸운 끝에 피부를 뒤덮었던 해로운 세균(포도상구균)을 물리치게 되었다는 뜻이고, 다시 말하면 자연면역계가 회복되어감을 의미합니다.

치료 중 2 – 치료 중 호전 사인

혼재된 면역 반응들(특이면역 반응 + 자연연역 반응)

1. 밤에 가렵다.

2. 빨개진다.

3. 진물이 난다.

4. 착색과 닭살

5. 긁어서 생긴 피딱지가 빨리 앉는다.

6. 노란 딱지가 있다.

7. 각질이 증가한다.

8. 종기나 고름이 난다(2차 감염).

* 1~4는아토피 악화사인(특이면역반응의 사인), 5~8은 아토피 호전사인(자연면역반응의 사인)

    1부터 9까지의 증상은 아토피 환자의 전형적인 증상입니다. 그런데 이중에는 아토피가 호전되면서 생기는 증상도 있습니다. 즉 자연면역계가 부족하나마 활동하여 나타나는 증상도 섞여 있습니다.

    이처럼 아토피 환자의 피부에는 대체로 증상의 악화와 호전의 징후가 섞여 있습니다. 아토파인과 같이 자연면역을 북돋아주고 특이면역을 감퇴시키는 약물의 도움이 없더라도, 우리 몸은 자연면역계를 회복하기 위해 노력하기 마련입니다.

    아토피 환자의 피부에 호전 사인과 악화 사인이 함께 있는 현상을, 저는 '혼재된 면역반응'이라고 부릅니다.

    예를 들어 피부에 노란 딱지가 생기는 것과 각질의 증가, 종기나 고름의 발생 등은 호전 사인입니다. 이런 호전 사인이 아토피 환자의 피부에 등장한다면 자연면역계가 살아나고 있다는 뜻이므로 기뻐해야 합니다. 지금까지는 이와 같은 호전 사인을 제대로 알아보지 못했지요.

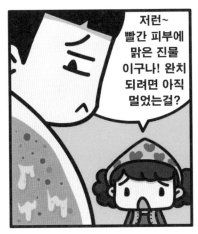
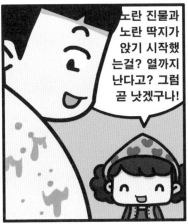

아토피는 "피부 자체의 방어력(자연면역) 결함으로 인해 발생하는, 밤 시간의 가려움을 주 증상으로 하는 만성 알레르기성 질환"이므로 자연 면역을 선택적으로 강화해야 한다는 사실을 알지 못한다면 기껏 자연면 역 체계가 회복되는데도 깨닫지 못할 수밖에요.

다시 말씀드리지만 염증반응이나 고름, 통증, 실제 체온이 오르는 발 열 등은 아토피가 나아가는 호전반응으로 인식해야 합니다.

자연면역 반응은 증가하고 특이면역 반응은 감소하는 '면역의 징검다 리' 과정을 거치면서 아토피가 낫습니다. 즉 혼재된 면역에서 자연면역 이 증가하여 정상적 면역으로 진행됩니다. 빨갛고 가렵던 피부에 피딱지 가 앉다가 점차 빨간색이 줄어들면서 단단해집니다. 누런 진물과 고름, 다래끼, 종기가 나면서 피부색도 서서히 정상으로 돌아옵니다.

치료 중 3 – 스트레스, 스테로이드, 항생제 피하기: 일단 증상심화 과정을 무사히 거치고 나면 시간이 흐름에 따라 자연피부 면역계가 눈에 띄게 좋아집니다. 아직 안심하기는 이릅니다. 스트레스와 스테로이드 그리고 항생제, 이 세 가지를 극구 멀리해야 하기 때문입니다.

특히 항생제의 사용을 조심해야 합니다. 아토피가 완전히 안정되기 전까지는 감기에 걸려도 항생제를 써서는 안 됩니다. 4일 이상 계속해서 39도 이상의 열이 날 때만 항생제와 소염제를 사용하는 것이 좋습니다. 일반적으로 열은 3일째 떨어집니다. 싸워서 이겼기 때문에 열은 자연스레 떨어지죠.

원래 우리의 면역계는 어떤 세균이든지 박멸하지는 않습니다. 기세등등하게 세균을 죽이다가도 숫자가 현저히 줄어든 시점에 접어들면 면역 반응을 중지합니다.

이것을 '면역관용'이라고 합니다. 마지막 관용을 베풀어 이물질을 조금만 남겨둔 뒤에 감시역만 남겨두고 철수합니다.

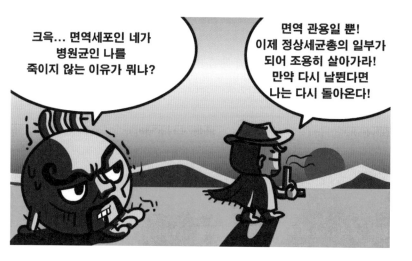

이에 반해 항생제는 면역관용을 모릅니다. 미생물의 숫자가 적든 많든, 좋은 세균이든 나쁜 세균이든, 심지어 면역세포까지도 줄기차게 공격해서 박멸해버립니다.

피부를 뒤덮은 정상세균총이 없어지면 이물질이 마구 밀고 들어오기 때문에, 피부면역 세포들이 몇 배로 힘들어집니다. 게다가 자칫 자연면역계에 이상이 생기면 특이면역계까지도 도와주러 달려와야 할 테고요.

정상세균총이 잘 깔린 피부는 편안합니다. 자연면역 세포 역시 할 일이 적으므로 여유롭습니다. 정상세균총을 이루는 세균이 텃세를 부려서 새로운 균의 유입과 번식을 억제하기 때문이지요.

지금 말씀드리는 '피부'는 팔다리의 피부뿐만 아니라 내장의 점막성 피부도 포함합니다. 따라서 내장의 대장균이나 유산균도 훌륭한 정상세균총으로 봐야 합니다.

치료 중 4 – 정상세균총 회복: 아토피 피부는 거의 모두가 이와 같은 '완소(완전소중)' 정상세균총이 사라진 상태입니다. 정상세균총을 다시 피부에 '까는' 방법은 여러 세균이 피부 위에서 끝까지 싸우도록 내버려 두는 것뿐입니다. 그래야 각각의 세균이 싸우다 지쳐 휴전한 뒤, 각자의 자리를 잡고 안정될 테니까요. 저는 이런 과정을 '세균들의 땅따먹기'라고 부른답니다.

인체 면역계는 수많은 세균과의 싸움(면역반응, 염증 혹은 알레르기 반응)으로 면역관용의 과정을 거칩니다. 면역관용이란 면역체계가 특정한 세균을 공격하지 않는다는 뜻입니다. 맹렬히 공격해야 할 세균을 공격하지 않으니 관용을 베푼다고 할 수 있겠죠?

물론 무작정 내버려 두지는 않습니다. 면역세포가 정상세균총을 항상 관찰하다가, 이상 징후가 보이면 바로 응징에 들어갑니다. 이것이 바로 "정상세균화 과정"입니다.

정상세균화 과정은 보통 4~6개월 걸립니다. 하지만 유감스럽게도 이게 끝이 아닙니다. 여름을 좋아하는 세균, 겨울을 좋아하는 세균이 각각 다르므로 계절이 바뀔 때마다 정상세균총을 새로 깔아줘야 하지요.

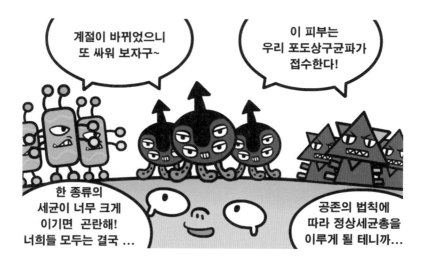

그러다 보니 환절기, 즉 계절이 바뀔 때마다 염증이나 설사 또는 알레르기 반응을 통해서 피부와 장내 점막 세균의 세력 판도가 바뀝니다. 물론 정상인은 어릴 때 이미 정상세균총을 깔아주었기 때문에 계절의 변화나 환경의 변화에 큰 영향을 받지 않습니다.

어릴 때 항생제나 예방접종을 조심해야 한다는 제 주장을 여기서도 확인할 수 있습니다. 즉 누런 콧물과 감기몸살과 부스럼을 스스로 이겨내는 과정으로 정상세균총도 깔아주고 자연면역계도 훈련했어야 하는데, 항생제나 예방접종 때문에 1차 면역반응의 과정을 건너뛰어서 나중에 아토피와 같은 문제가 발생합니다.

치료 중 5 - 기타 주의 사항

1 아토피 피부는 산성 비누를 사용하는 것이 바람직합니다. 정상세균총이 있는 정상 피부는 pH 5.5 정도의 약산성을 띠기 때문입니다.

2 초유에는 면역 성분이 다량 함유되어 있으므로 반드시 먹이는 게 좋습니다. 분유보다는 모유가 좋고, 모유수유 시에 엄마는 음식을 골고루 섭취해야 합니다. 엄마의 정서상태도 중요합니다. 이유식도 음식 알레르기가 없다면 음식 종류를 가리지 말고 골고루 먹이세요.

3 소아들은 옷과 세제에 주의하십시오. 세제는 잘 헹구어야 합니다. 면섬유로 만든 옷이 좋으며, 화학물질이 없는 순한 세제가 좋습니다.

4 아파트에 산다면 실내 환기에 유념하십시오. 새 집이나 리모델링된 집은 가급적 피해야 합니다.

5 운동을 규칙적으로 하고 잠은 일찍 자는 습관을 들이는 게 중요합니다. 가렵더라도 일찍 자도록 노력하십시오. 정 가려우면 목초액이나 생약 보습제, 한방 목욕제 등을 이용해서 피부를 진정시킵니다.

6 성인은 특히 스트레스 관리가 매우 중요합니다. 과음, 폭음, 폭식, 과로를 피하십시오. 요즘은 어린이도 스트레스에 자주 시달리곤 합니다. 잠깐이라도 풀과 흙을 밟을 수 있도록 배려해주세요.

7 온열요법이나 등산, 운동으로 땀을 내는 것은 바람직합니다. 땀이 나면 더 가려우니까 땀을 내면 안 된다고 생각하는 분이 적지 않지만,

땀을 통해 체내 이물질과 노폐물을 배설할 수 있고 땀의 천연 살균 성
분이 아토피 피부에 도움이 됩니다. 무엇보다 운동으로 스트레스가
해소되고 몸이 건강해지는 효과가 있습니다. 찜질방, 사우나에서 땀을
내고 냉온욕을 해도 도움이 됩니다. 목욕을 끝내고 나올 때는 찬물로
몸을 식히면 좋습니다.

8 염소 소독제가 있는 실내 수영은 금하십시오. 해수욕이나 온천 해수풀
장은 도움이 됩니다.

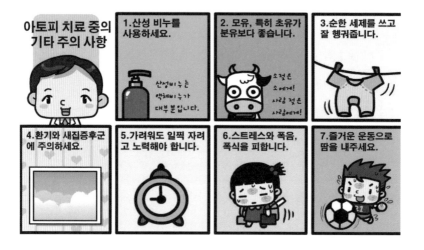

치료 후 1 - 제대로 된 아토피 치료: 아토피를 제대로 치료하면 쉽게 재발
하지 않습니다. '제대로' 치료된 상태는 다음의 세 가지 조건을 모두 만
족해야 합니다.

1 자연면역계가 회복하고 특이면역계는 안정화하여 혈액 속에서만 활

동하는 상태를 의미합니다. 특이면역계가 혈액 및 점액으로 되돌아감으로써 피부가 붕 뜨고 가려워지는 현상이 사라진 상태입니다.

2 피부 조직 자체가 '꼬들꼬들'하고 '쫄깃쫄깃'해져서 이물질에 대한 방어력이 높은 상태입니다.

3 정상세균총이 피부 위에서 적절히 공생하는 상태입니다.

스테로이드와 같이 면역 억제나 진정 컨셉으로 치료해서 일시적으로 증상이 없어지면 쉽게 재발합니다. 치료가 아니라 잠시 입막음을 해두었을 뿐이니까요. 아토피 치료가 제대로 이루어지면 재발 걱정 없는, 스스로 강해진 정상피부가 됩니다.

치료 후 2 – 아토피 지수 80점 유지: 정신적으로나 육체적으로나, 우리는 항상 '아토피 지수(指數)'가 합격선에 들도록 자신을 관리해야만 합니다. '아토피 지수'는 제가 고안해낸 말인데, 아토피가 발생하지 않는 몸의 상태를 점수로 표시했습니다.

아토피를 앓고 있거나 치료 중인 분은 아토피 지수가 합격권 아래라고 할 수 있지요. 하지만 정상인이나 아토피에서 완치된 분도 언제든지 아토피 지수가 내려가서 재발할 수 있습니다.

특별한 기준이 따로 있진 않지만 아토피 지수의 합격선을 80점으로 잡았습니다. 즉 80점을 넘으면 아토피에 걸린 게 아니고, 넘지 못하면 아토피에 걸린 상태로 보죠. 80점은 아토피를 판단하는 최소 점수인 셈입니다.

만일 스트레스를 많이 받았거나 잘못된 음식을 먹었거나 항생제를 썼다거나 하면 아토피 지수가 75점으로 떨어지고, 이때 5점만큼 증상이 일부 생길 것입니다. 다행히 아직은 증상도 심하지 않고 치료 가능성도 높습니다. 특히 피부를 튼튼하게 하는 면역 강화의 방법으로 '제대로' 치료를 했다면 80점이 75점이 된다고 해도 별 문제가 생기지는 않을 것입니다.

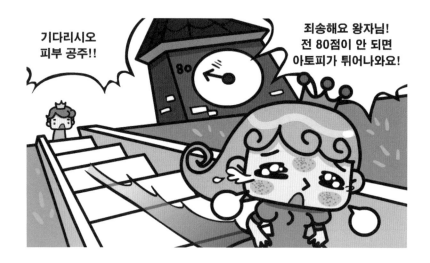

만약 스트레스나 스테로이드, 항생제, 소염제 등의 남용이 계속되어 점수가 계속해서 떨어진다면, 그만큼 아토피 증상도 심해지고 치료하기도 어려워집니다. 반대로 75점 정도일 때 조금만 관리를 해주면, 다시 80점을 넘어가면서 증상이 사라진다고 할 수 있지요.

아토피 병력이 있다면 자신의 몸 상태와 아토피 증상을 늘 체크하여 아토피 지수가 낮아지지 않도록 관리해야 하지 않을까요?

치료 후 3 – 급격한 성장으로 인한 재발 가능성: 마지막으로 치료가 '제대로' 된 후에도 재발할 수 있는 또 하나의 원인을 말씀드리겠습니다.

특히 유소아기에 아토피 치료를 받아 완치된 어린이 중에는 사춘기를 지나 너무 급격히 성장하면서 피부가 팽창해서 아토피가 생기기도 합니다. 갑자기 피부 면적이 늘어나면서 피부 조직도 엉성해지고 면역능력도 따라가지 못해서 나타나는 현상입니다.

사실 재발이라고 할 것까지도 없으며, 피부가 넓어진 만큼 적절히 면역취득을 해주면 금방(3~6개월 내) 치료됩니다. 즉 성장한 만큼 면역취득이 뒤따라오지 못해서 생기는 단순한 성장통으로 볼 수준입니다.

단, 다른 어떤 경우도 마찬가지지만 절대 스테로이드 연고를 비롯한 항생제를 사용하면 안 됩니다. 면역계를 튼튼하게 만들어주는 생활 요령이라든가 감기 치료 요령, 적절한 생약효소나 면역강화 요법을 적절히 병행하면 어렵지 않게 회복합니다.

아토피 치료를 하다 보면 증상이 어느 정도 호전되다가 갑자기 심한 2차 감염이 오기도 합니다. 2차 감염은 원래의 아토피 증상보다 더 화끈(?)해서 환자와 보호자가 크게 당황할 수밖에 없지요.

초등학교 2학년인 공○○ 어린이는 몇 개월

아토피 치료의 세 가지 조건

❶ 자연면역계가 활성화하고 특이면역계는 안정화하여 혈액 속에서만 활동하는 상태를 의미합니다. 특이면역계가 혈액 및 점액으로 되돌아감으로써 피부가 붕 뜨고 가려워지는 현상이 사라진 상태입니다.

❷ 피부 조직 자체가 '꼬들꼬들'하고 '쫄깃쫄깃'해져서 이물질에 대한 방어력이 높아져 있는 상태입니다.

❸ 정상세균총이 피부 위에서 적절히 공생하는 상태입니다.

의 치료 과정을 거치며 아토피가 거의 완치되었습니다. 그런데 한여름인 7월로 들어서자마자, 갑작스럽게 2차 감염의 공격을 받고 말았습니다. 다 나아가던 아이의 얼굴과 목에 갑자기 진물이 줄줄 흐르면서 수많은 수포가 올라오니 젊은 어머니는 어쩔 줄 몰라 야단법석을 피웠지요.

그래서 아이의 치료보다도 어머니를 안심시키는 일이 우선이었습니다. 저는 2차 감염이 드물지 않으며, 아토피를 치료할 때와 마찬가지로 정상세균화 과정을 거치면 오래가지 않아 낫는다고 말씀드렸습니다.

열흘에서 2주 후면 증상심화 과정이 끝나고 재생기에 접어든다고 설명하면서, 아토파인 생약효소와 항균효과가 있는 생약 외용제를 사용해 치료를 진행했습니다.

며칠 지나지 않아서 미열과 함께 자연면역 반응이 일어나더니, 9일째 되는 날부터는 진물이 거의 멎고 가벼운 딱지가 앉기 시작했습니다. 다시 1주일이 지나자 피부가 몰라보게 깨끗해지면서 2차 감염 치료가 사실상 완료되었습니다.

그 뒤 한동안 다시 조금 가렵기도 했지만 무사히 넘어갔고, 만 3개월이 지나자 완전히 피부가 정상으로 돌아왔습니다. 아니, 정상인의 피부보다 더욱 빛나고 투명하며 얇은 피부가 새로 깔렸습니다.

이와 같이 2차 감염에 걸리더라도 낫는다는 확신만 있으면 오래지 않아 나을 수 있습니다. 특히 2차 감염의 원인인 세균은 대부분 치명적인 병원균이 아니기 때문에 초조해할 이유가 없지요.

다만 심한 염증이 회복의 기미 없이 20일 이상 계속된다면, 의사의 지도에 따라 항생제나 스테로이드 등을 사용해야 합니다. 이것은 우리 몸의 방어체계가 이번 싸움에서 졌다는 의미이기 때문입니다.

면역세포나 환자 자신도, 그 정도로 최선을 다해 진검 승부를 펼쳤는데 안 된다면 아름다운 패자로서 박수와 칭찬을 받을 자격이 있습니다. 또한 그런 싸움의 과정에서 많은 경험을 얻어서 다음에는 결코 쉽게 무너지지 않을 것입니다.

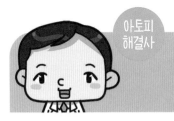

아토피의 치료 과정

아토피의 근본 치료를 위한 세 가지 필수조건은 다음과 같습니다.

> ❶ 피부면역계를 강화하는 것이 우선입니다.

> ❷ 피부 조직 재생능력을 길러줘야 합니다.

> ❸ 피부 자체의 세균환경을 안정화시켜야 합니다.

이를 위해서는 증상심화 과정을 잘 넘기는 것이 가장 중요한데, 이 과정을 거쳐 완치된 피부의 상태는 다음과 같습니다.

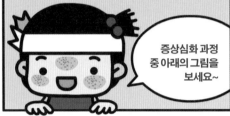

증상심화 과정 중 아래의 그림을 보세요~

❶ 자연면역계가 활성화되고 특이면역계는 안정화되어 혈액 속에서만 활동하는 상태입니다.

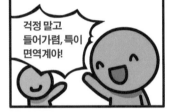

걱정 말고 들어가렴, 특이 면역계야!

❷ 피부 조직 자체가 이물질에 대한 방어력이 높아져 있는 상태입니다.

뚫고 들어갈 수가 없어!

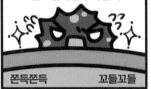

쫀득쫀득   꼬들꼬들

❸ 정상세균총이 피부 위에서 적절히 번식하고 있는 상태입니다.

이 피부는 우리 땅이야! 독도는 한국 땅이구!

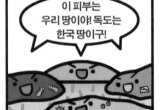

위와 같은 상태로 완치가 되었더라도, 평소 꾸준한 관리를 통해 '아토피 지수'가 떨어지지 않도록 해야 합니다.

정상 상태

80점

아토피 상태

이를 위해서는 항생제와 스테로이드를 쓰지 말고, 스트레스를 받지 않는 것이 가장 중요하지요.

왜냐 하면...

전 소중하 니까요~~

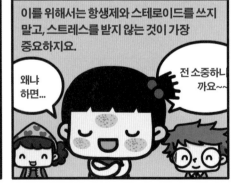

아토피는
피부병일까요?

이 장의 내용이 '아토피 바로 알기'이다 보니 아토피의 정의를 한 번 더 말씀드리겠습니다. 아토피는 "면역 불균형으로 인해 생기는 만성 알레르기성 질환"입니다. 좀 더 자세히 말하면 "피부 자체의 방어력(자연면역) 결함으로 인해 발생하는, 밤 시간의 가려움을 주 증상으로 하는 만성 알레르기성 질환"입니다.

지금부터 아토피에 대한 여러 가지 상식과 이론을 하나씩 짚어 보겠습니다.

피부병이 맞습니다

아토피는 물론 피부병입니다. 내장 점막이나 귀의 점막에서도 아토피 증상이 일어날 수 있지만, 이들은 설사와 삼출성 중이염이라는 각기 다른 이름으로 불리지요. 즉 아토피는 몸 바깥 피부의 알레르기 반응이라는 증상을 보여야만 합니다.

증상의 측면에서 아토피는 "밤 시간의 심한 가려움을 주 증상으로 하는 만성 피부질환"입니다. 그만큼 가려움증이 특징적인 질환이지요. 미칠 듯한 가려움에 잠도 못 자고 긁어서 상처가 나고, 그 상처에 다시 2차 세균 감염이 되어서 염증이 더욱 심해지는 일이 흔합니다.

아토피는 피부병은 피부병인데 단순한 피부병이 아닙니다. 제가 줄기차게 말씀드렸듯이, 아토피의 본질은 단순 피부 질환이 아니라 피부자체의 면역 질환입니다.

왜 굳이 아토피가 단순한 피부병인지 아닌지를 따지냐고요? 아직도 아토피를 고친답시고 '피부를 진정시키고 소염 해독 치료를 하는 사람들이 적지 않기에 드리는 말씀입니다. 아토피는 피부 면역 질환입니다. 피가 탁하거나 열이 많아서가 아닙니다. 또한 염증사인은 혼재된 면역반응 가운데 호전반응입니다. 폐수를 내보내는 공장은 가만히 놔둔 채 오염된 강물만 정화하려 든다면, 과연 문제가 해결될까요?

자연면역과 특이면역의 균형을 바로잡아주면 아토피는 나을 수밖에 없습니다. 피부의 각종 염증과 가려움증은 그 증상일 뿐이지요.

따라서 원인을 모른 채 피부만 다스리려는 대증 요법은 피하시기 바랍니다.

환경이 좋아지면 낫나요

아토피 환자는 피부 자체의 면역능력이 떨어져 있기 때문에 환경에 굉장히 민감합니다. 특히 새 가구나 새 집과 같이 환경물질이 많이 나오는 곳에서는 가려움을 비롯한 증상이 심해지곤 하지요. 아토피가 있다면 새로 지은 집이나 리모델링된 집은 피해야 합니다.

아무래도 환경오염 물질로 뒤덮인 도시보다는 공기 좋은 곳, 깨끗한 곳이 아토피 치료에는 도움이 됩니다.

최근에는 외부적인 환경보다 우리 생활습관 자체에 더 큰 문제가 있습니다. 지나치게 깨끗하고 청결한 것만 찾고, 조금만 더러워져도 비누나 샴푸 등으로 철저하게 씻는 생활습관이 아토피에는 더 해로울 수 있다는 말이지요.

지나치게 청결을 강조하는 생활습관 속에서는, 피부나 점막으로 하여금 자연의 세균과 같은 적과 전투를 벌이고, 화해하며, 서로 도움을 주고받는 방법을 깨우칠 기회가 없기 때문입니다. 몸을 청결하게 유지하는 행동에 딴죽을 거는 게 아니라, 자연으로부터 너무 멀리 떨어져서 사는 행동 자체가 문제라는 뜻입니다.

앞에서 말씀드렸다시피 도시보다는 자연을 접할 수 있는 곳이 아무래도 아토피에 좋은 영향을 줍니다. 거창하게 뉴질랜드라든가 지리산 같은 곳에 찾아갈 필요는 없습니다. 동네 뒷산에 올라 뜀박질과 흙장난을 하

는 정도로 충분합니다.

오히려 가벼운 감기에 걸려도 항생제부터 찾는 의료습관, 지나치게 청결과 소독, 멸균을 강조하는 생활습관을 바꾸는 일이 훨씬 더 중요하지요. 아토피는 자연면역이 부족해서 생기는 질환이니까요.

왜 밤에 가렵나요

아토피 증상 중 가장 악명이 높은 게 바로 살인적인 가려움증입니다. 워낙 지독하게 가렵다 보니 기존 아토피 치료는 대체로 가려움증 자체에 집중했습니다. 아토피 원인 분석도 가려움증을 중요하게 고려하곤 했지요. 열이 많아서, 피가 탁해져서, 피부에 염증이 생겨서, 환경이나 음식에 문제가 있어서… 라고 해석해왔습니다.

그런데, 왜 낮보다 밤에 특히 더 많이 가려울까요?

거의 모든 아토피 환자가 낮에 활동할 때는 그렇게 가렵지 않은데, 밤

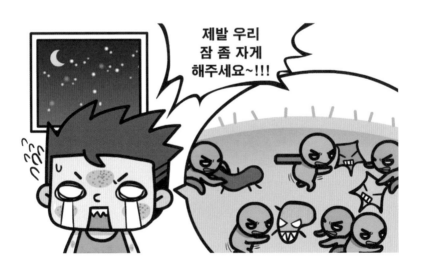

에 자려고 하면 빨개지고 열이 나면서 심하게 가려워지는 바람에 잠을 잘 수 없다고 하소연합니다. 그러다 보니 직장인은 물론이고 학생들도 낮에 집중력과 작업 능률이 떨어져서 큰 스트레스를 받지요.

아토피 피부가 특히 밤에 가려운 것은 낮에는 피부면역계가 활동을 많이 해서 가려움이 훨씬 적기 때문입니다. 즉 아토피 피부는 자연면역이 약화한 상태이지만 낮에는 나름대로 열심히 에너지를 쓰며 활동하기 때문에 혈액면역계의 간섭이 덜해서 가려움증이 그나마 덜합니다.

그런데 밤이 되어 잠이 쏟아지면, 우리 몸은 소강상태가 되어 휴식과 청소 모드로 들어갑니다. 특히 혈액과 내장 기관 속의 이물질과 노폐물을 청소하려는 움직임이 강합니다. 외부 환경과 접촉도 적어지기 때문에 자연면역계도 상당부분 휴식을 취하지요.

즉 최전선의 이물질 방어에 에너지가 사용되지 않고, 몸속과 혈액의 이물질을 제거하며 휴식을 취함으로써 다음 날을 준비하는 데 주로 에너지가 쓰입니다. 아토피 환자뿐만 아니라 정상인도 수면 중에는 자연면역계보다 혈액면역계가 더 활발해집니다.

밤이 되어 잠자리에 들면 우리의 면역계는 피부 표면과 내부의 노폐물과 세균을 청소합니다. 이때 아토피 환자의 피부면역은 제 임무를 제대로 수행할 수 없기 때문에, 어쩔 수 없이 혈액의 알레르기 면역이 도와주러 올라옵니다. 안 그래도 혈액면역계가 강하고 자연면역계가 약해져있는 아토피 환자의 피부에 엎친 데 덮친 격이지요. 이것이 바로 아토피 환자의 가려움증이 밤에 더 심해지는 이유입니다.

온천과 아토피의 관계

온천이나 해수에는 많은 미네랄 성분이 있습니다. 그런 미네랄 성분은 피부면역계에도 도움이 되고, 천연수이므로 당연히 수돗물보다는 훨씬 낫습니다.

특히 미네랄 성분이 풍부한 온천수에서 땀을 충분히 내는 치료를 지속적으로 하면 아토피 치료에 상당히 도움을 준다고 임상적으로도 확인되었습니다. 이때 탄산온천보다는 나트륨 온천, 유황 온천, 해수탕이 더 효과적입니다.

참고로 수돗물로 아토피 어린이를 목욕시킨다면 물을 데워서 염소성분을 없애야 합니다. 특히 태열이 있는 어린이는 연수나 산성수로 몸을 씻어주면 좋습니다. 시중에 가정용 연수기나 산성수기가 다양하게 나와 있습니다. 스프레이 미스트를 사용할 때는 pH 5.0 정도의 산성 효소미스트나 미네랄 보습 스프레이를 써야 도움이 됩니다.

아토피 환자를 위한 음식

이건 먹어도 되고, 저건 먹으면 안 되고, 그건 먹어도 되고… 하는 식으로 모든 음식을 하나하나 체크하면서 먹으면, 오히려 아토피 치료기간이 길어질 수 있습니다. 음식 때문에 스트레스는 스트레스대로 쌓이고 아토피는 아토피대로 낫지 않지요.

아토피는 알레르기와 달리, 특정한 물질(알러젠, allergen)에 몸이 거부 반응을 일으키기 때문에 발생하는 질환이 아닙니다. 우리 몸의 면역 체계 자체가 약해져 있고 불균형한 상태에 있어서 발생하며, 알러젠 또한 워낙 다양하고 많아 감별이 힘들 정도입니다. 날씨, 환경, 음식, 스트레스, 학습 등 다양하게 영향을 받습니다. 이 모든 것을 피한다고 낫지는 않습니다. 피부면역이 근본적으로 회복되는 길만이 유일한 해결책입니다. 피부면역이 정상이 되면 외부 변수에 휘둘리지 않고 어떤 환경이나 음식에도 적응할 수 있습니다.

따라서 음식을 하나하나 검사해가면서 가려먹는 일은 쓸데없을 뿐만 아니라, 영양의 불균형을 초래하여 아토피에 좋지 않은 영향을 줍니다. 또한 사상체질을 고려해서 음식을 섭취해도 큰 도움은 되지 못합니다. 그저 우리 땅에서 나는 우리 음식을 제철에 맛있게 골고루 먹으면 됩니다.

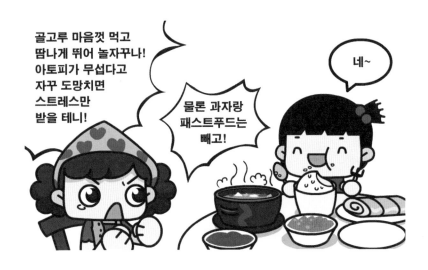

물론 방부제나 화학조미료, 농약, 항생제, 첨가물이 든 음식, 튀긴 음식, 장기 유통 음식, 인스턴트식품, 패스트푸드 등은 적은 양이라도 아토피에 좋지 않습니다. 그러나 이것은 정상인에게도 마찬가지입니다.

자연식품이라고 해도 방부제나 첨가제가 전혀 없는 음식은 사실 거의 없습니다. 물론 '유기농'이나 '무농약' 식품이 있지만 일상적으로 그런 음식만 먹기는 힘들지요.

결론적으로 말씀드리면, 음식을 철저히 가려서 먹기란 가능하지도 않을 뿐만 아니라 오히려 아토피에 역효과를 줄 수도 있습니다. 가려움증을 급격하게 자극하는 음식이 아니라면, 자연식품 위주로 너무 걱정 말고 골고루 드시라는 얘기입니다.

아토피에 특별히 나쁜 음식은 정상인에게도 나쁜 음식입니다. 면역 강화 컨셉의 아토피 치료를 병행하면서 가공식품 일체를 멀리하되, 신선한 자연 재료로 가정에서 손수 만든 음식은 가리지 말고 많이 드시기 바랍니다.

초기에는 가려움증이 더 심해졌다고 느낄 수 있습니다. 그러나 적절한 아토피 치료가 병행된다면, 시간이 지날수록 몸도 튼튼해지고 가려움증도 덜해짐을 직접 느낄 수 있습니다. 단, 특정한 음식 때문에 가려움증이 지속적이고 강하게 발생한다면 그 음식을 가릴 필요가 있지요.

한편, 아토피에 나쁜 음식이 있듯이 좋은 음식도 있습니다. 대표적으로 발효음식은 아토피에 좋은 영향을 줍니다.

발효음식을 많이 섭취해서 장내 유산균과 같은 유익균이 늘어나면, 장으로 들어온 음식물 중 단백질을 발효시켜 잘게 부수어 줍니다. 이처럼 분자량이 큰 단백질이 잘게 분해되면, 특이면역계의 항체가 민감하게 반응하지 않아도 되므로 가려움증이 덜합니다.

김치, 청국장, 된장 등을 일상적으로 많이 드시면 좋습니다. 치즈나 요구르트 등의 서양 발효음식, 최근 많이 나오는 유산균 발효 음료 역시 나쁘지 않지요.

많은 종류의 유산균 중에서도 알레르기에 효과가 있는 유산균이 있습니다. 면역효과가 있다고 알려진 유산균이지요. 소화 효소, 대사 기능, 면역 기능 등의 효소 작용 효과를 발휘하여 인체에 유익한 영향을 줍니다.

이러한 유산균과 아토피 면역에 탁월한 효과가 있는 생약 효소를 혼합하여 만든 제품이 바로 "효소시대"와 "발효도라지"입니다.

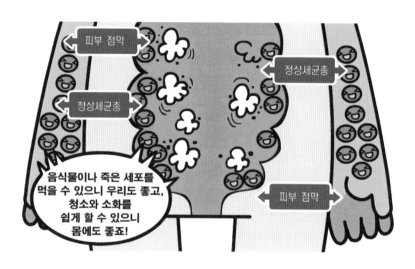

열이 나고 감기에 걸리면 고마워해야

아토피 환자는 대부분 열도 잘 안 나고 감기도 잘 안 걸립니다.

이것은 전혀 부러워할 일이 아닙니다. 아토피 환자 역시 알레르기 비염(맑은 콧물과 재채기)이나 피부 가려움증의 형태로 감기를 앓기 때문입니다.

자연면역 세포가 감기 바이러스나 세균을 잘 처리할 때는 열이 나고 편도가 붓는가 하면, 가래와 누런 콧물과 같은 현상이 나타납니다. 따라서 아토피 환자는 콧물과 열, 가래를 싫어하지 말고 오히려 감사해야 합니다.

이런 현상이 벌어지지 않는다면 우리 몸의 1차 방어선인 자연면역 체계가 제대로 작동하지 못한다는 뜻이기 때문입니다. 면역 체계가 이물질을 잘 처리해야 하는데, 그러지 못해서 감기 증상도 제대로 나타나지 않으니까요.

간혹 아토피 환자가 감기에 걸리면 열이 나고 가래가 나는 대신 콧물이 나고 재채기가 나는 등 알레르기 비염과 비슷한 증상을 보입니다. 자연면역계가 제대로 작동하지 못하므로 특이면역계가 지나치게 활성화해 있기 때문입니다.

특이면역계의 항체가 활성화하면 진물이나 맑은 콧물, 가려움, 재채기와 같은 증상이 나타납니다. 물론 이것도 감기의 한 증상이라고 볼 수 있지만 아토피 환자에게는 바람직하지 않지요.

열 관리 꿀팁

아토피 환자가 감기로 고열이 날 때가 있습니다. 그러면 그날은 가렵지 않습니다.

열이 난다면 자연면역이 왕성한 활동을 한다는 뜻이고, 자연면역계가 충분하면 간지러움을 유발하는 특이면역계가 굳이 피부에 와서 작동할 필요가 없기 때문입니다.

그러므로 열이 나더라도 가급적 해열제를 사용하지 말아야 합니다. 그래야 자연면역을 취득하지요.

그러나 아토피 환자든 정상인이든 감기몸살과 열이 만 4일 이상 지속

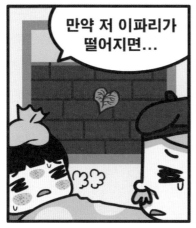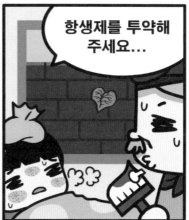

되면 폐렴이나 패혈증이 생길 수 있으므로 항생제나 소염제를 쓰는 편이 낫습니다. 바꾸어 말하면, 일반적인 감염이나 감기는 대개 발열이 만 3일을 넘기지 않고 회복됩니다.

발열은 자연면역계의 방어 활동 과정에서 나타납니다. 그런데 미생물이 퇴치되어 줄어드는 속도보다 늘어나는 속도가 빠르면 열이 지속될 수밖에 없습니다. 미생물이 계속 늘어날지, 아니면 퇴치할 수 있을지 보통 3일 이내 판가름이 나곤 합니다.

즉 39도 이하의 열이 3일 이하로 지속되면 항생제를 비롯한 인위적인 약물을 사용하지 않는 게 좋습니다. 열이 38.5도 이상으로 심해서 힘들 때는 아스피린이나 한방해열제 등을 먹으면 됩니다.

저는 기회 있을 때마다 항생제를 쓰면 안 된다고 줄기차게 주장해왔습니다. 아예 안 쓸 수는 없다 해도 지금보다 훨씬 줄여야 합니다. 특히 아토피 환자는 항생제를 최후의 수단으로 생각하지 않으면 안 됩니다.

감기와 열을 직접 경험하고, 싸워야지만 자연면역 체계가 제대로 자리 잡을 수 있기 때문입니다. 지금 이 순간에도 우리 몸속으로 들어오려는 수많은 미생물로 우리 몸은 24시간 내내 전쟁을 치르고 있습니다.

이 전쟁을 자꾸 항생제와 같은 용병에게 맡기니까 우리 자신의 전투력이 상승하지 못합니다. 다시 말씀드리지만 깨질 땐 깨지더라도, 몸이 아프고 열 때문에 괴롭더라도 정면으로 계속 싸워야 자연면역계가 강하게 성장할 수 있습니다.

특히 어린이의 면역세포는 피부 점막에서 수십, 수백억 개가 넘는 세균과 접촉하고 싸우고 화해하면서 정상세균총을 비롯한 면역체계를 안정시켜야 합니다.

유럽을 비롯한 의료 선진국에서는 항생제 사용을 엄격히 제한해왔습니다. 어차피 항생제로 감기를 잡기란 거의 불가능한 데다, 우리 몸에 원래 있는 훌륭한 면역체계를 믿으면 된다는 사실을 잘 알기 때문입니다.

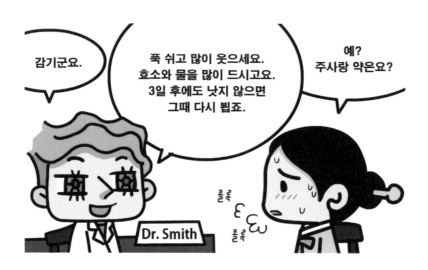

아토피 희망 보고서

"우리 아이가 감기를 스스로 이겨내요. 이젠 병원 약을 거의 쓰지 않고 키울 수 있다는 자신감이 생겼어요."

아토파인 정신으로 아토피를 극복한 엄마들이 매년 보내는 감사 메시지의 내용입니다.

접히는 부분의 아토피 문제

팔다리가 접히는 부위는 대체로 피부가 얇고 약하기 마련입니다. 그리고 혈관과 혈액이 비교적 쉽게 다가올 수 있는 곳이지요. 따라서 혈액에 있던 특이면역계가 피부까지 쉽게 올라와서 면역 활동을 벌이다 보니 아토피 증상 또한 특히 심해집니다.

태열은 "돌 이전의 아토피"라고 할 수 있습니다. 태열은 얼굴부터 빨개지며, 접히는 곳보다는 몸 전체에서 나타나는 경향이 있습니다. 심장에 가까운 얼굴이 제일 먼저 심해진 뒤 표리적으로, 즉 몸의 안과 밖에서 나타납니다. 여기서 몸의 안이란 배나 가슴처럼 안으로 접히는 부분을 뜻하고, 몸의 밖이란 등과 같이 밖으로 향하는 부위를 뜻합니다.

태열이 돌이 지날 때까지 사라지지 않으면, 전형적인 아토피와 마찬가지로 몸의 접히는 부위로 이행합니다.

성장기에 아토피가 나타나는 이유

성장기에는 몸통과 팔다리가 급격히 길어집니다. 이때 몸의 표면적은 길이의 제곱만큼 증가하기 때문에, 면역 시스템의 성장 속도가 피부면적의 성장 속도를 따라잡지 못하는 경우가 많습니다.

이렇게 되면 피부조직이 엉성해져서 이물질이 피부를 통해 많이 침입합니다.

이때 사지굴곡 부위, 즉 접히는 곳 등 약한 부위에 아토피 증상이 빈번하게 나타납니다. 이런 아토피는 조금만 지나면 낫기 때문에 성급하게 스테로이드 제제나 항생제 외용연고 등을 쓰면 안 됩니다. 긁어 부스럼이 될 가능성이 크니까요.

이에 비해 태열은 몸의 접히는 부분이 아니라 얼굴과 몸통에 증상이 먼저 나타납니다. 아기는 심장과 얼굴, 심장과 몸통의 거리가 훨씬 가깝기 때문이라고 생각합니다. 정확히 말하면 얼굴과 몸통이라기보다는 표면적이 넓은 곳을 중심으로 아토피 증상이 나타납니다.

이처럼 성장기의 아토피와 태열은 혈중 항체수치가 높다는 공통점은 있지만 증상 발현 부위에 차이가 있습니다. 두 경우 모두 스테로이드를 비롯한 면역 억제제와 항생제의 사용을 가능한 줄여야 하는 것은 물론입니다.

태열은 피부면역계의 불안정 이외에도 엄마로부터 받은 혈중 항체수치가 높기 때문에 혈액의 영향이 커서 빨개지고 가려움이 많이 발생합니다. 그러므로 돌 전후까지 항체수치가 떨어지는 시간을 인내하며 기다려야 합니다.

한편, 성장기 아이의 팔다리 접히는 부분에 생기는 가려움은 자라면서 체표면적이 넓어지고 길어져 피부가 성글어졌기 때문에 발생합니다. 그만큼 면역 분화 능력이 좋아지기를 기다리고 또 그렇게 치료해주어야 합니다.

성인 아토피의 심각성

최근 성인 아토피가 급증하고 있습니다. 어릴 때 아토피를 겪었거나 유전적인 소인이 있는 환자뿐만 아니라, 평생 아토피를 모르고 살다가 갑작스러운 아토피 증상에 당황하는 이들이 적지 않지요.

저희 한의원에도 종종 민감성 피부라든가 접촉성 피부, 갑작스러운 가려움증, 두드러기, 알레르기 비염, 습진 및 건선 등의 이유로 진찰을 받는 성인이 있습니다. 음식문화의 갑작스러운 변화와 방부제 등 첨가물이 많이 섞인 음식의 섭취 등이 1차적인 이유라고 생각합니다.

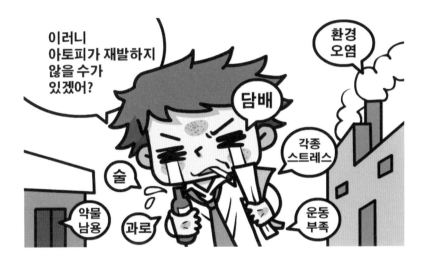

그러나 이혼이나 실직, 수험 스트레스와 같은 정신적인 이유, 스테로이드나 항생제와 같은 약물을 오남용한 데 따른 의학적인 이유도 적지 않죠.

어려서부터 낫지 않고 계속된 아토피는 난치이고 시간이 오래 걸립니다. 반면 성인이 되어 나타난 아토피나 알레르기는 치료가 쉬운 편입니다. 보통 6개월에서 1년 이내에 낫습니다. 성장 과정에서 취득한 면역 밸런스와 잠재력이 있기 때문에 정상적인 피부면역계로 돌아가기가 비교적 쉽죠.

아기가 면역을 취득하는 과정

이 책을 읽는 독자분 중에는 그런 분이 없겠지만, 아직도 엄마 젖을 먹이면 아토피가 심해진다고 아는 분이 있습니다.

그러나 면역학을 들먹이지 않더라도, 유가공업체의 기술력이 수억 년 진화의 결과보다 아기에게 더 좋다고 믿기는 어렵습니다. 때에 따라 모유를 먹일 수 없는 상황도 있겠지만, 아토피와 관련해서는 어머니의 젖을 먹이는 게 좋습니다.

엄마 젖에는 유익한 세균도 많고 면역성분도 많아서 당장은 태열이 더 심해지는 것처럼 보일 수 있습니다. 그러나 조금 괴롭더라도, 엄마 젖의 도움을 받아 면역 체계를 형성하면서 여러 가지 세균과 단백질을 자기화해나가는 과정이 중요합니다.

세균과 단백질을 자기화한다는 것은 돌 이전 특히 생후 6개월까지 흉선의 활동으로 자기세포와 엄마로부터 받은 음식이나 세균들을 자기편으로 인식하는 과정을 말합니다. 이 시기에 많은 세균이 피부 점막에 정상세균화하는 과정을 겪습니다. 이 과정에서 태열을 앓으면서 세균과 싸우며 공존하는 방법을 터득하지요. 우리 편을 최대한 많이 인식해나가는 과정입니다.

초유에는 특히 젖꼭지 유산균이라 불리는 루테리가 특히 많은데, 이 균은 사람의 내장에서 효소 반응을 일으키는 일종의 유산균입니다.

특히 아토피에는 루테리와 같은 유산균이 장내에 얼마나 잘 자리 잡는지가 무척 중요합니다. 내장 점막과 몸통의 피부는 기본적으로 같으니까요. 물론 내장에 사는 수십조 개의 세균은 아토피뿐만 아니라 소화를 비롯한 우리 몸 전체의 건강을 좌우하기도 하고요.

아토파인 발효물을 만들 때도 이 루테리로 아토파인 생약을 발효시키기 위해 노력했습니다. 유감스럽게도 아토파인 생약은 식물 성분이기 때문에 동물성 유산균인 루테리로는 발효가 잘 일어나지 않았어요. 그래서 더 효과적인 김치유산균을 선택해서 발효시킨 끝에 아토피에 효과적인 "아토파인"과 "효소시대"가 만들어졌습니다.

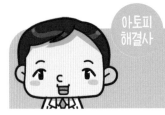

아토피 바로 알기

❶ 아토피 환자의 피부가 칙칙해지고 두꺼워지는 이유는 멜라닌 색소 등을 동원해서라도 피부를 보호하려고 하기 때문입니다.

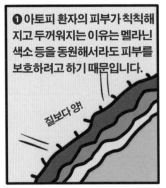

질보다 양!

❷ 지나치게 청결한 환경이나 유명 휴양지를 찾는 것은 아토피에 도움이 되지 않습니다.

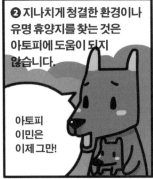

아토피
이민은
이제 그만!

❸ 아토피가 특히 밤에 가려운 이유는 피부면역계가 휴식모드에 들어가기 때문입니다.

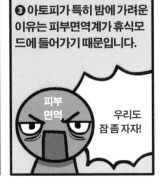

피부
면역

우리도
잠 좀 자자!

❹ 땀을 내는 것은 아토피에 좋습니다. 가려움이 조금 더할 수 있지만 근본 치료를 위해서는 역시 땀을 내야 합니다.

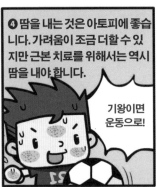

기왕이면
운동으로!

❺ 아토피는 비교적 유전성이 있다고 볼 수 있습니다.

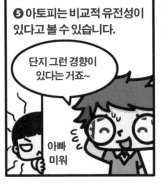

단지 그런 경향이
있다는 거죠~

아빠
미워

❻ 아토피 피부에는 산성수 및 산성온천이 좋습니다. 비누도 산성비누를 쓰는 것이 좋지요.

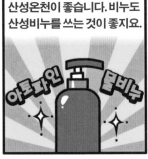

아토파인
물비누

❼ 음식을 철저하게 가려 먹을 필요는 없으나, 방부제와 첨가제는 피해야 합니다. 집에서 만든 자연식품을 권장합니다.

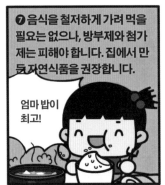

엄마 밥이
최고!

❽ 39도 이하, 3일 이하의 열은 약을 쓰지 말고 자신의 힘으로 이겨내 보는 것이 중요합니다.

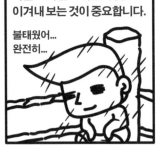

불태웠어...
완전히...

❾ 모유가 아토피에 좋지 않다는 일부의 소문은 완전히 거꾸로 된 것입니다. 특별한 경우를 제외하면 모유수유가 가장 좋습니다.

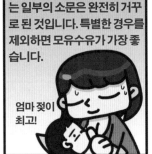

엄마 젖이
최고!

아토피가
생기는 이유

지금까지 아토피가 무엇인지, 세균과 정상세균총을 어떻게 이해해야 하는지, 면역이란 무엇이고 그에 따른 올바른 아토피 치료법은 무엇인지 등을 차근차근 살펴보았습니다. 이 과정에서 아토피의 발생 메커니즘을 설명했으나 필요한 부분 위주로 잘라서 전달한 관계로 조금 혼란스러울 수 있습니다.

이 장에서는 아토피의 발생 원인과 올바른 해석 방법을 짧고 굵게 정리하고자 합니다.

0차 방어선(정상세균총) − 공존의 법칙이 깨지면

인간의 피부 점막 안팎은 정상세균총이라 불리는 미생물의 군집으로 덮여 있습니다. 귀, 폐, 기관지, 눈, 입, 대장 등의 피부에서 미생물과 공생 관계를 형성하고 있지요. 몸통과 팔다리 등을 덮은 외부 피부와 기관지와 소화기관을 덮은 내부 피부(점막)는 넓은 의미에서 같은 피부입니다.

이러한 피부 및 피부 점막은 미생물과 공존(共存)하는 방식과 법칙을 깨달아야 합니다. 수많은 시행착오를 통해 이것을 깨달으며 성장해야 피부가 튼튼해집니다.

예를 들어 아토피 환자의 피부에는 특히 포도상구균이 많은데, 최소 8배에서 심한 곳은 100배 이상의 포도상구균이 환자의 피부를 유린하는 모습을 볼 수 있습니다. 포도상구균은 공기 중에 많으며, 인간의 피부를 아주 좋아하는 세균입니다. 아토피 피부염의 가려움, 진물 등을 유발하는 주요한 원인의 하나이며, 습진의 원인균이기도 하지요. 그래서 정상세균을 잘 길러서 포도상구균 등 유해세균이 자리 잡지 못하게 해야 합니다.

이에 반해 정상세균총이 잘 자리 잡은 정상인의 피부는 늘 pH5.5의 약산성을 띠기 때문에 포도상구균이 불어나기 어렵습니다. 정상세균총이 약산성 물질을 끊임없이 분비하기 때문이지요. 이처럼 정상세균총은 우리 몸의 제일선에서 피부를 뒤덮어 줌으로써, 포도상구균과 같은 해로운 세균이 지나치게 번식하지 않게 막아줍니다.

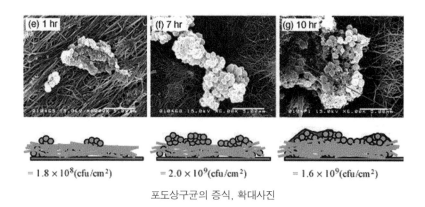

포도상구균의 증식, 확대사진

바람직한 정상세균총은 다음과 같은 세 가지 조건을 갖추어야 합니다.

첫째, 종류가 많아야 합니다. 많은 종류의 세균이 서로 공존해야 한 가지 세균이 피부를 지나치게 잠식하는 일을 막을 수 있습니다. 그래야 불필요한 면역반응이 없는 건강한 피부를 유지할 수 있습니다.

둘째, 개별 세균의 수가 적어야 합니다. 면역계는 적은 수의 세균에게 는 관용을 베풀고 평화롭게 공존합니다. 정상세균총의 세균은 땅따먹기, 즉 세력싸움을 하는데, 대개 한 종류의 세균이 너무 강력해지는 일은 없습니다. 만약 한 종류의 세균이 지나치게 번식하면, 주위를 돌아다니며 모니터링하던 피부면역계가 그 세균을 공격합니다(면역반응).

바람직한 정상세균총의 세 가지 조건

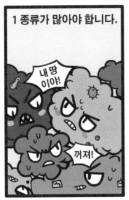
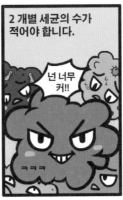
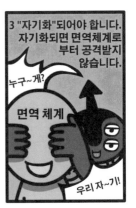

마지막으로 정상세균총의 세균이 '자기화(自己化)'해야 합니다. 어떤 미생물이 자기화한다는 것은, 면역체계가 그 미생물을 자신의 일부로 인식함으로써 공격하지 않게 된다는 뜻입니다.

이러한 자기화는 태어난 후 6개월 이내에 주로 이루어집니다. 우리 몸의 가슴 부위에 있는 기관인 흉선에서 자기화의 메모리 과정을 담당하는데, 원래 흉선의 임무는 면역세포 훈련입니다. 즉 미성숙한 면역세포에게 무엇이 '자기'이고 무엇이 '비자기'인지 알려주지요. 이 기간에 흉선에서 나온 면역세포는 부모로부터 받은 세포, 영양성분, 미생물 등을 자기편으로 인식하는 과정을 거칩니다.

생후 6개월 이내의 아기에게 항생제를 사용하면 많은 정상세균까지 박멸시킴으로써 세균들의 자기화 과정을 방해할 가능성이 큽니다. 앞서 말씀드렸듯이, 자기화 과정이 제대로 이루어지지 않으면 해롭지 않은 것도 적으로 인식합니다. 이를 '특이 항원성(allergen)이 너무 많다'라고 표현하는데, 일반적인 단백질이나 세균에도 지나치게 민감하게 반응할 확률이 매우 높아지지요.

참고로 외국의 한 논문에서 생후 6개월 전에 항생제를 쓴 그룹과 안 쓴 그룹을 비교한 적이 있었습니다. 그랬더니 아니나 다를까, 6개월 이전에 항생제를 쓴 그룹의 아토피 발병률이 월등히 높게 나왔습니다. 청소년이나 어른도 항생제를 자제해야 하지만, 특히 생후 6개월 이내의 아기에게 항생제 사용을 조심해야 하는 이유가 여기에 있습니다. 물론 의사의 판단에 따라 필요할 수도 있겠으나 가급적 최소한으로 줄여야 합니다.

한편 정상세균총의 세균은 서로 세력싸움을 하면서 화학물질을 뿜어냅니다. 이것이 우리 피부의 입장에서는 효소이며, 많은 세균이 우리 피부 점막에서 발효하면서 아주 좋은 효소나 영양소를 만들어 내지요.

유익균과 유해균의 차이는 '효소 작용'인지 '독소 작용'인지에 달려 있습니다. 우리 몸에 좋은 성분이 만들어지는 것을 발효라고 합니다. 발효는 '효소 작용'을 뜻합니다. 반면에 우리 몸에 나쁜 성분을 만들어내는 과정을 '독소 작용'이라고 합니다. 독소 작용은 흔히 말하는 부패, 즉 썩는 것입니다.

한 마디로 미생물의 활동과정에서 인체에 유익한 물질(효소)을 만들어 내면 발효이고, 유해한 물질(독소)을 생산하면 부패라고 하죠.

부패균이나 병원균은 유해균이고, 김치유산균이나 된장, 청국장을 발효하는 균, 치즈균, 불가리스 등은 유익균입니다. 인체에 유익한 효소 및 영양소를 만들어 내니까요. 유익균과 유해균을 구별 없이 모조리 죽이는 항생제를 사용한 뒤에 효소, 발효음식, 유산균을 먹어야 하는 이유를 아시겠지요?

유익균도 유아기에 설사 등의 이상 면역반응을 심하게 유도하기도 합니다. 이럴 때는 적은 양부터 시작해서 조금씩 적응시켜 나가면 됩니다. 정상세균화 과정으로 유익균을 자기화(自己化)하는 것은 아토피 예방과 치료에 매우 중요합니다. 아토피 환자뿐만 아니라 모든 사람의 면역에도 중요하지요. 그러므로 인내심을 가지고 꾸준히 시행해야 합니다.

1차 방어선(자연·피부면역) - 자연면역 취득과정이 사라져

피부면역계, 즉 자연면역계는 성장하는 과정에서 많은 이물질과 싸웁니다. 이러한 이물질에는 화학 분자부터 바이러스, 박테리아, 고분자 물질, 영양소 등 다양하게 있는데, 특이면역계가 항체를 만들게 하면 '항원'이라고 부릅니다.

자연면역계가 항원과 싸우면서 그 분화능이 완성되는 과정을 '자연면역 취득과정'이라고 부릅니다. 좀 더 구체적으로 보면, 우리 몸을 둘러싼 수십 수백 조의 이물질과 직접 맞닥뜨림으로써 그것을 이겨낼 능력을 키우는 과정이 바로 면역취득 과정입니다. 즉 면역계는 아픈 만큼 성장하는 셈이지요.

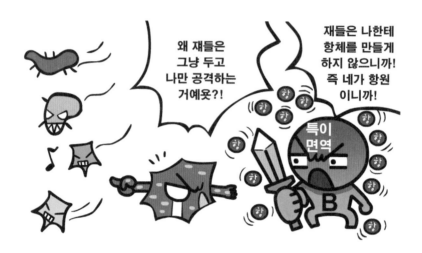

그런데 갑작스러운 성장 때문에 피부 면적이 넓어지는 속도를 면역취득 속도가 따라가지 못하는 경우, 스트레스 등으로 면역 기능이 약화한 경우, 방부제와 첨가제 등이 든 음식을 많이 먹어서 항원이 많이 들어온 경우, 어렸을 때 면역취득을 제대로 하지 못한 경우 등으로 인해 알레르기 반응이나 아토피 증상이 발현됩니다. 몸에 비상이 걸려서 나타나는 것이지요.

이때 자연피부면역계가 1차 방어선으로서 이들 이물질을 제거하기 위해 최선을 다하는데, 이 과정에서 열이 나고 고름과 누런 콧물이 납니다. 1차 면역이 약한 사람에게는 할 수 없이 비상면역계인 알레르기 면역계가 발동하지요. 이런 면역반응 자체가 바로 질병에 걸린 상태입니다. 즉 이물질 자체가 아니라 그 이물질을 없애는 면역 반응이 흔히 말하는 병(病)입니다.

이때 항생제를 비롯한 약물을 함부로 사용해서는 안 됩니다. 아프고 괴롭더라도 스스로 끙끙거리며 이겨내야 합니다. 사실 항생제를 비롯한 병원 약이 실제로 감기를 비롯한 질병을 낫게 한다는 보장도 없습니다. 항생제나 해열제는 항바이러스제가 아니기 때문입니다. 항생제를 사용하는 이유는 2차적인 감염을 막기 위함입니다. 면역계가 특정 바이러스와의 싸움에 집중할 때 변방의 정상세균이 세력화하는 것이 바로 2차적인 감염의 원인입니다.

항생제는 3~4일 이상의 고열이 지속되는 시점에 사용하는 게 원칙입니다. 3일 이상의 고열은 미생물의 세력화로 면역계가 역부족의 상황이 되었다는 뜻이기 때문입니다. 즉 아무리 좋은 약도 우리 자신의 면역계가 병을 퇴치하게 돕는 역할을 하게끔 써야 합니다.

3일 이내, 39도 이하의 열을 스스로 견디면서 자연면역 취득과정을 겪다 보면, 어느 순간 면역 체계가 성장해 있음을 느낄 수 있습니다. 실제로 아토피 환자가 자연면역의 활동으로 고열이 나면 밤에는 훨씬 덜 가렵습니다. 이처럼 자연면역 체계가 한 번 자리를 잡고 나면 감기를 비롯한 감염성 질병뿐만 아니라 아토피에도 큰 도움을 줍니다.

사실 자연면역계의 확립은 다른 질병보다 아토피에 극적인 효과를 보여준답니다. 얼굴을 중심으로 피부에 보기 싫은 염증이 뒤덮여 있다가 깨끗하고 뽀얀 피부로 변해가기 때문이지요. 피부의 자연 치유력이 회복된 결과입니다.

"아토피는 곪으면 낫습니다."

제가 환자분들에게 종종 드리는 말씀입니다.

자기화 과정의 중요성 - 익숙함을 통해 알러젠 감소

면역세포가 자기(自己)와 비자기(非自己)를 구분하기는 쉽지 않습니다. 나와 똑같은 DNA를 가진 세포나 미생물을 자신으로 보면 될 것 같지만, 그게 그리 간단하지 않습니다. 예를 들어 음식물의 영양소나 유익한 장 내세균은 DNA를 공유하지는 않지만 배척해서는 안 됩니다.

앞에서 말씀드린 대로 생후 6개월 이내에, 흉선의 자기 메모리 기능을 통해 엄마에게서 받은 세균이나 단백질, 영양물질 등도 자기화해 있기 때문에 면역반응을 일으키지 않는 것입니다. 그래서 정상적으로 자기화 과정을 거친 아이들은 쌀이나 닭고기, 돼지고기와 같은 음식물이나 특정한 세균 등에 특별히 과민 반응을 보이지 않습니다.

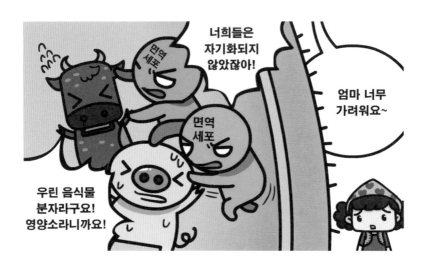

이와 같이 비자기가 줄어들면 공격할 대상이 줄어들고, 특이면역계가 항체를 형성하게 하는 항원의 수도 줄어듭니다. 즉 면역체계가 과민반응을 하거나 공격할 대상이 줄어들기 때문에 알레르기나 아토피 등의 면역 질환을 겪을 확률이 낮아집니다.

따라서 환경을 너무 청결하게 소독하여 유지하거나 항생제를 남용함으로써 아기가 항원과 접촉하지 못하는 일이 없도록 해야겠습니다. 특히 열이 날 때, 종기가 나거나 누런 가래나 누런 콧물이 보일 때 너무 빨리 소염을 하거나 항생제를 쓰지 않도록 주의해야 합니다. 발열과 염증이라는 과정을 통해서 자연면역계가 취득되고 완성되기 때문입니다.

또한 조금이라도 더 어릴 때 많은 음식을 경험하고 많은 세균과 접촉함으로써, 치열한 자기화 과정을 겪도록 독려해야 합니다. 특히 생후 6개월 이전에 모유수유를 통해 많은 단백질과 세균, 효소와 접촉할 기회를 가짐으로써 적, 즉 '비자기'를 줄여주어야 합니다. 수많은 단백질을 '자기'로 인식해야 알러젠(Allergen, 알레르기 반응 물질)이 되지 않기 때문입니다.

스테로이드(steroid) 바로알기

아토피를 겪어본 환자나 그 가족들은 물론이고, 조금이라도 아토피에 관심이 있는 사람이라면 스테로이드라는 이름을 들어봤을 것이다.

단도직입적으로 말해 스테로이드 제제를 아토피 치료에 사용하면 안 된다. 그 이유는 이 책 전체에서 앵무새처럼 되풀이해서 말했다. 스테로이드를 피부에 바르면 면역 기능이 일시적으로 크게 떨어진다. 그래서 필사적인 면역 작용의 결과로 발생하던 가려움증이나 각종 뽀루지 같은 증상도 잠시 사라진다. 그러나 좋아할 필요는 없다. 집에 도둑이 설치는데 수면제를 먹고 쿨쿨 자는 것과 똑같은 짓이기 때문이다. 수면제의 공급이 중단되거나, 수면제에 내성이 생겨 더 이상 잠들 수 없는 날은 반드시 온다.

그때 우리 몸이 마주할 진실은 이전과는 비교할 수 없이 가혹할 것이다. 이처럼 스테로이드는 아토피가 면역 과잉이 아니라 면역 불균형 때문에 일어난다는 주장을 강력하게 뒷받침해준다.

그러면 스테로이드가 우리 몸에 해로운 물질이냐? 그렇지는 않다. 오히려 우리 몸에 굉장히 중요한 물질 중의 하나다. 정상인이나 아토피가 아닌 경증 피부환자에게는 스테로이드가 훌륭한 치료약이 될 수 있다. 물론 정상인이라도 스테로이드를 내복약 또는 연고 형태로 과다 사용하는 일은 피해야 하지만.

스테로이드 신상 털기

스테로이드는 인체의 장기 중 하나인 부신에서 생산되는 호르몬의 일종이며, 원료는 콜레스테롤이다. 콜레스테롤이 동맥경화를 일으키는 나쁜 물질로 알려져 있지만, 콜레스테롤 자체는 우리 몸에 없어서는 안 될 필수 성분이다. 스테로이드 역시, 거의 모든 생물이 공통적으로 몸에서 만들어내는 물질일 정도로 중요하다.

스테로이드에는 여러 종류가 있으며, 결합 구조나 성분에 따라 부신피질 호르몬, 성호르몬, 단백동화호르몬, 담즙산 등으로 나누어진다. 이 중에서 일반적으로 면역 억제를 목적으로 사용되는 스테로이드는 부신피질 호르몬인 코르티코 스테로이드(corticosteroid)이다. 코르티고 스테로이드는 다시 코티졸, 코티코스테론, 코티손, 프레드니손, 프레드니솔론, 메틸프레드니손, 트리암시놀론, 텍사메타손, 베타메타손 등으로 분류된다. 식물에도 거의 비슷한 구조를 지닌 스토스테롤(Sitosterol)이라는 물질이 있다.

스테로이드의 양면성
– 치료 효과와 부작용

스테로이드는 스트레스 호르몬이라는 별명이 있다. 인체가 심한 스트레스를 받았을 때 많이 만들어져서 정서적 안정을 되찾아주기 때문이다.

스테로이드는 세포막의 형성에 관여하고, 뇌세포의 파괴를 막고 뼈의 형성을 도우며, 근육의 무력증을 막고 화상을 치료하는 데 쓰이기도 한다. 또한 심한 염증이나 고열, 외상, 수술의 경우에도 우리 몸이 필사적으로 분비를 늘림으로써 염증을 가라앉히고 손상조직을 복구하는 데 도움을 준다. 이와 같은 비상 상황에서조차 스테로이드를 남용하거나 오랫동안 지속적으로 사용하는 일은 바람직하지 않다. 미용의 목적이나 약한 피부질환에 스테로이드를 지나치게 쓰는 것은 두말할 나위도 없다.

스테로이드를 많이 사용하면 식욕이 증가하고 얼굴이 달덩이처럼 붓고, 혈당이 증가한다. 멜라닌 착색증상으로 피부가 검어지며, 면역저하로 인해 감염이 증가하고 혈압이 상승하며, 위궤양, 백내장, 여드름 등이 생길 수 있다. 더 나아가 성장장애, 근육약화, 피부가 얇아져서 안면홍조 증세가 나타나는 부작용까지도 보고되고 있다.

아토피라면 스테로이드는
피하세요

아토피의 근본 원인은 피부면역력 저하와 불균형이다.

그런데 스테로이드는 역사상 가장 강력한 소염제 중 하나로서, 면역기능을 크게 떨어뜨린다.

아토피에 스테로이드를 쓰면 안 되는 이유는 이처럼 너무나도 단순하다. 다시 말하지만 아토피는 전체적으로 볼 때 면역 밸런스의 문제이고, 좀 더 구체적으로는 피부면역력 결핍으로 인해 발생한다. 피부면역이 부족하니까 혈액면역이 피부까지 올라오고, 피부까지 올라온 혈액 속의 알레르기 물질이 피부에 작용해서 피부가 빨개지고 가려워지는 현상이 벌어지는 것이 바로 아토피이다.

그런 질병에 면역을 억제하는 특효약인 스테로이드를 쓰는 일, 이런 것을 넌센스라고 하지 않으면 뭐라고 불러야 할까?

아토피와 스테로이드의 관계

이와 같이 스테로이드는 우리 몸에 필수적인 물질이지만, 약품으로 사용하려면 극도의 주의를 기울여야 한다. 특히 아토피에서는 말할 필요조차 없다.

아토피 환자라면 어쩔 수 없을 때만 최소한의 스테로이드를 써라. 최소한의 양을 가끔 사용하더라도, 절대로 규칙적으로 쓰지 마라. 스테로이드에는 마약보다 무서운 '내성'이 존재하기 때문이다. 내성이 생기면 점점 더 양을 늘려나갈 수밖에 없다.

예전에 염색 부작용으로 습진이 생겼을 때, 0.5% 스테로이드 연고를 5회 정도 사용해서 1주일 만에 나았던 적이 있다. 이처럼 정상인의 일시적 피부질환이나 면역 과잉성 염증질환은 전문가의 지도를 통해 스테로이드를 적절히 쓰면 치료에 도움이 된다. 재발 가능성도 별로 없고.

그러나 아토피는 무엇보다도 면역 과잉이 원인이 아니며, 짧은 시간 내에 낫지도 않는다. 최소한 몇 달 이상의 근본적인 치료를 받아야만 완치할 수 있다. 스테로이드로 인한 치료 효과는 착시일 뿐이다.

진짜 문제는 스테로이드를 사용한 후 발생한다. 앞에서 스테로이드 내성이 마약보다 무섭다고 했다. 스테로이드를 끊으면 '탈스현상'이라는 일종의 금단 증상이 발생한다. 마약을 끊으면 금단 증상이 오는 것과 똑같다.

몸속에서 자연스럽게 합성되던 스테로이드를 외부에서 공급하면, 우리 몸은 자연스럽게 스테로이드 합성을 줄인다. 그러다 갑자기 외부 스테로이드 공급이 끊어지면, 필수 물질인 스테로이드의 부족으로 부작용을 겪는 것이 당연하다.

더구나 스테로이드로 인해 면역 기능까지 떨어져 있기 때문에, 정상으로 돌아온 면역이 해야 할 일은 엄청나게 늘어난 상태다. 그러니 면역기관이 패닉에 빠져 증상이 더 심해질 수밖에 없다. 전문용어로도 증상심화 과정이라고 부른다. 이러한 증상심화 과정은 일반적으로 4~8주 동안 계속된다. 시간이 지날수록 더욱 심해지는 것이 특징이다.

아토피 발생의 면역학적 원리

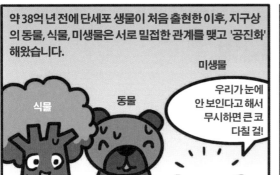

약 38억 년 전에 단세포 생물이 처음 출현한 이후, 지구상의 동물, 식물, 미생물은 서로 밀접한 관계를 맺고 '공진화'해왔습니다.

식물 / 동물 / 미생물

우리가 눈에 안 보인다고 해서 무시하면 큰 코 다칠 걸!

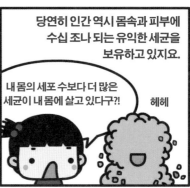

당연히 인간 역시 몸속과 피부에 수십 조나 되는 유익한 세균을 보유하고 있지요.

내 몸의 세포 수보다 더 많은 세균이 내 몸에 살고 있다구?!

헤헤

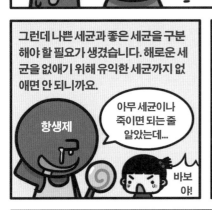

그런데 나쁜 세균과 좋은 세균을 구분해야 할 필요가 생겼습니다. 해로운 세균을 없애기 위해 유익한 세균까지 없애면 안 되니까요.

항생제

아무 세균이나 죽이면 되는 줄 알았는데...

바보야!

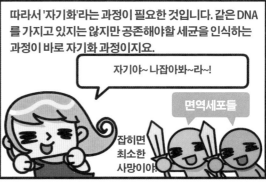

따라서 '자기화'라는 과정이 필요한 것입니다. 같은 DNA를 가지고 있지는 않지만 공존해야할 세균을 인식하는 과정이 바로 자기화 과정이지요.

자기야~ 나잡아봐~라~!

면역세포들

잡히면 최소한 사망이야!

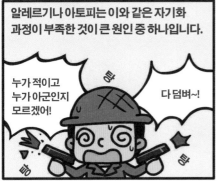

알레르기나 아토피는 이와 같은 자기화 과정이 부족한 것이 큰 원인 중 하나입니다.

누가 적이고 누가 아군인지 모르겠어!

다 덤벼~!

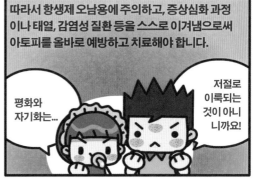

따라서 항생제 오남용에 주의하고, 증상심화 과정이나 태열, 감염성 질환 등을 스스로 이겨냄으로써 아토피를 올바로 예방하고 치료해야 합니다.

평화와 자기화는...

저절로 이룩되는 것이 아니니까요!

피부질환의
사회적 변천사

아토피라는 질환이 거의 없던 시대

보릿고개가 있던 시절에는 대부분의 어린이가 세균성 질환과 염증성 질환을 숱하게 겪으면서 성장했습니다. 돌 이후에도 살아남은 아이에게만 이름을 지어주는 시절이었지요. 아이들이 누런 콧물을 훌쩍거렸기 때문에, 입학식 때면 아이들의 가슴마다 손수건을 달아주었습니다. 식은 밥과 인분 비료로 키운 음식을 먹었고, 기생충 검사도 매년 하던 시절이었습니다. 세균과 치열하게 싸우면서 피부 점막은 튼튼해졌고 자연면역계는 강하게 단련되었습니다.

이때의 아이들은 지금 아이들보다 피부면역(자연면역)이 강했습니다. 그렇지 못하면 살아남을 수 없는 적자생존에 시대였으니까요. 이 시절에는 아토피라는 질환이 거의 없었습니다. 태열은 돌 즈음 걸음마를 하면서 자연스레 낫는 것이 당연한 시절이었습니다.

요즘은 지나치게 청결을 강조하는 문화와 의료보험제도의 발달로, 아

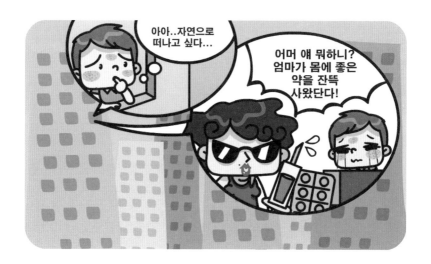

이가 조금만 콧물을 흘리거나 염증이 생겨도 병원에 달려가서 항생제와 해열제, 소염제를 투여하는 부모가 많습니다.

이처럼 항생제 등의 약물이 세균을 대신 박멸해주기 때문에 제대로 감염에 맞서 싸울 기회조차 얻지 못하게 되었습니다. 이러한 약물 오남용과 과보호로 자연피부 면역계에 이상이 생김으로써 아토피가 크게 창궐하게 되었죠.

물론 보릿고개 시절처럼 염증질환이 난무하던 시대가 지금보다 낫다는 얘기는 아닙니다. 항생제를 비롯한 약물의 사용을 최소화해야 한다는 말입니다.

피부질환의 변천
− 종기 시대, 스테로이드 시대, 아토파인·효소시대

저는 피부질환의 역사를 크게 세 단계로 봅니다.

첫째, 종기의 시대입니다. 종기의 시대는 1970년대 이전의 후진형 의료 시대를 뜻합니다.

이때는 의료보험 제도의 미비로 병원비가 비쌌기 때문에 항생제의 사용이 매우 적었지요. 마찬가지 이유로 예방주사도 적었고, 장티푸스나 볼거리, 홍역 등의 염증질환을 많이 앓았습니다. 기생충과 공존하며 살던 때이기도 합니다.

30여 년 전만 해도 어린이들은 1년에 한 번 꼴로 금복주라고 불리는 볼거리를 앓곤 했습니다. 장염으로 입원하거나 설사하는 아이도 많았고, 기생충 검사를 위해 학교에서 대변검사를 하기도 했지요. 이렇게 자연의 세균과 많은 싸움을 하면서 자랐으며, 세균을 이길 만큼 튼튼하지 못해 죽는 아이도 드물지 않았습니다. 말 그대로 적자생존(適者生存)의 시대였지요.

하지만 그만큼 면역계의 전투력이 강했습니다. 피부 자체가 매우 질기고 탄탄했으며 종기를 이용해 피부의 쓰레기를 청소할 줄도 알았습니다. 물론 종기가 생기면 고약으로 빨아내 버리면 그만이었지요. 당연히 자연 면역 세포의 약화로 인한 아토피는 아예 개념조차 없던 시대였습니다.

아토피 치료의 역사 1. 종기와 고약의 시대(의료보험 정착 이전)

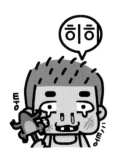

면역계의 전투력이 강하기 때문에 아토피를 비롯한 질병에 대한 저항력이 요즘 어린이들과는 비교할 수 없을 정도로 높았습니다. 피부도 탄탄했으며 자연 치유력 또한 탁월했습니다.

여러 질병을 스스로의 힘으로 이겨냈지만, 이기지 못하는 경우에는 목숨을 잃거나 불구가 되기도 했습니다. 면역취득도 좋지만 아이들의 생명과 안전이 더 중요하지요.

아토피 치료의 역사 2. 스테로이드의 시대(면역조절개념 등장 이전)

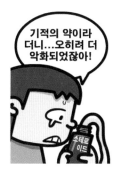

만약 환자의 면역체계가 원래 자생력이 있었다면 비교적 쉽고 빠르게 아토피나 알레르기 등을 치료할 수 있습니다. 세포의 내부에 직접 작용하기 때문에 효과가 빠르고 강력합니다.

근본적인 치료 방법이 아니라 증상만을 잠재울 수 있을 뿐이라는 게 가장 큰 단점입니다. 더구나 스테로이드에 내성이 생기므로 용량을 계속 증가해야 하며 사용을 중단하면 심한 부작용에 시달립니다.

아토피 치료의 역사 3. 아토파인 시대(Th1-Th2 면역조절 개념)

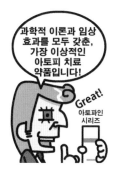

면역 체계 자체를 근본적으로 환자 스스로 확립하도록 해주기 때문에 부작용과 재발가능성이 적습니다. 재발되더라도 피부 자생력이 생겨서 스스로 해결할 수 있게 됩니다.

치료기간이 비교적 깁니다. 또한 증상심화과정을 거쳐야 합니다. 따라서 세포치료제 등과 같이 치료과정을 단축할 수 있는 방법을 연구 개발중에 있습니다.

종기와 고약의 시대를 지나면 스테로이드의 시대로 접어듭니다. 21세기 초 이전까지 기적의 약으로 오해받던 스테로이드를 주로 사용한 시대입니다. 스테로이드는 백혈구의 작용을 억제하여 염증작용을 억제하는 강력한 소염제의 일종입니다. 세포핵에 직접 작용하기 때문에 기적의 약, 만병통치약이라 불리기도 했지요.

하지만 스테로이드로는 근본적인 해결이 되지 않는다는 사실을 깨닫는 데는 오랜 시간이 필요하지 않았습니다. 근본적인 원인에는 손도 대지 못하는 것은 물론이고, 리바운딩 현상이나 탈스 현상에서 볼 수 있듯이 오히려 아토피를 돌이킬 수 없이 악화시키는 경우가 늘어나고 있습니다.

어쨌든 이 시기까지는 자연면역이 크게 약화하지 않은 시대였으므로 스테로이드가 명약이 될 수 있었습니다. 지금도 정상인이 일시적으로 피부 트러블이나 면역 질환이 발생하면 스테로이드를 적절하게 사용하여 그 질환을 효과적으로 치료하는 사례가 많습니다.

세 번째는 '면역 조절의 시대'입니다. 피부면역의 불균형이 시대적 필연성으로 나타나면서 아토피가 급증한 시기입니다.

이 시기는 항생제의 남용과 잦은 예방접종 등으로 자연면역계가 약화한 사람이 많은 시기입니다. 또한 지나친 청결 문화와 항생제 남용으로 정상세균총을 형성하는 과정이 부족한 경우가 많습니다. 이에 따라 특이면역이 지나치게 발달하여 아토피와 알레르기가 만연한 것입니다.

현대의 세 번째 시기에 탄생한 것이 바로 "아토파인"과 "효소시대"입니다.

20세기가 고약과 스테로이드의 시대였다면, 21세기는 "아토파인"과 "효소시대"의 시대가 되리라고 믿어 의심치 않습니다. 아토피 환자에게는 아토파인 효소가, 일반인에게는 "효소시대"가 꼭 필요하다고 감히 말씀드립니다.

주부습진은 피부에 세균이 없어서 생기는 피부질환입니다. 주로 설거지를 비롯한 가사노동 과정에서 피부를 지나치게 씻어내버리는 바람에, 피부에 살아야 할 정상세균총까지도 박멸되어버렸지요.

피부, 특히 손을 뒤덮던 정상세균총이 없어지면, 공기 중의 병원성 세균이 이때다 하고 맹렬하게 증식합니다. 이런 불청객을 견제할 터줏대감이 없으므로 피부는 급속도로 늘어난 미생물의 놀이터가 될 수밖에 없습니다. 이것이 바로 주부습진입니다.

그러므로 피부의 정상세균총을 다시 깔아주는 작업이 필요합니다. 현재로서는 정상세균총을 깔아주는 거의 유일한 방법은 정상세균총이 깔릴 때까지 기다리는 일뿐입니다. 아토피의 증상심화 과정과 비슷한 셈이지요.

면역 불균형과 정상세균화를 바르게 이해하는 일은 올바른 질병관을 정립하기 위한 핵심입니다.

아토피를 비롯하여 현대에 만연한 수많은 질병에 대한 해법을 물으신다면, 주저 없이 "효소시대"라고 말씀드리겠습니다.

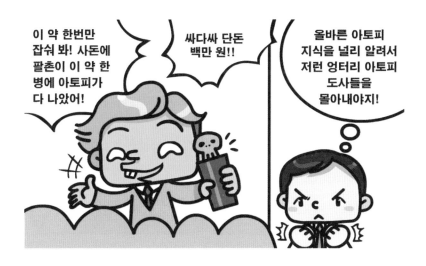

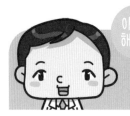

아토피 발생의 사회학적 원리

아토피 치료의 역사는 크게 세 단계로 구분할 수 있답니다.

고대, 중세, 근대처럼 말이죠.

❶ 종기와 고약의 시대 (~1970년대/의료보험 정착 이전 시대)

질병을 자신의 힘으로 이겨내야만 했던 시대입니다. 면역력이 매우 높아서 아토피와 같은 질병은 없었으나 영아사망률 등이 높았습니다.

❷ 스테로이드 시대 (1980~2000년대/의료보험 정착 및 약물남용시대)

스테로이드는 강력한 효과를 가진 면역억제제입니다. 그러나 면역체계를 억제할 뿐 근본적인 치료를 하지 못할 뿐만 아니라, 탈스현상을 비롯한 부작용이 많습니다.

❸ 아토파인 시대 (면역조절시대/2000년대 이후/아토파인 상용화)

아토피 환자의 면역체계의 불균형, 즉 자연면역계와 특이면역계의 불균형을 아토파인 약물로 해결하여 아토피를 완치할 수 있게 된 시대입니다. 증상심화기간과 비교적 긴 치료기간을 줄이기 위한 추가 연구가 진행되고 있습니다.

한편 전국민 의료보험의 실시로 약물남용이 증가하여 아토피를 비롯한 여러 종류의 면역질환이 늘어나게 되었습니다.

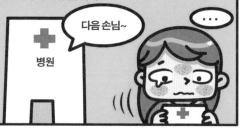

다음 손님~

…

병원

특히 적과 아군을 구별하지 않고 마구 박멸하는 항생제의 사용은 많은 부작용의 원인이 되어 왔지요.

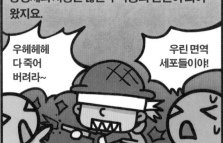

우헤헤헤 다 죽어 버려라~

우린 면역 세포들이야!

스테로이드 역시 면역 체계를 무력화시키기 때문에 가급적 사용을 자제해야 합니다. 스테로이드를 조금이라도 사용한 환자들은 면역불균형을 바로잡는 과정이 더욱 고통스럽습니다.

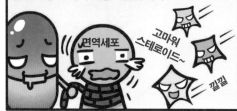

면역세포

고마워 스테로이드~

낄낄

아토피

진짜

나았습니다

고통스러운 증상심화 과정을 이겨내다

태열을 이겨낸 후배 한의사의 아이

아토피를 이겨내고 아름다움을 되찾다

지긋지긋한 두드러기가 완치되다

얼굴의 민감성 아토피가 완치되어 햇볕도 화장품도 마음껏!

젖은 손이 애처로운 주부습진 완치 이야기

약침으로 성인 아토피를 치료하다

이제 아토피 때문에 부부싸움하지 마세요

남자의 피부도 소중하니까요~

항생제, 방부제, 스테로이드는 아토피의 적!

이것이 피부면역이다!

엄마의 눈물, 아기의 웃음

검도 소년이 겪은 새집증후군

아토피는 반드시 낫습니다

태열1

태열2

2차 감염(농가진)

청소년 얼굴 아토피

습진성 아토피

김정진의
아토피 치료 방식

저는 약 15년간 1만2천 명 넘는 아토피 환자를 치료해왔습니다. 이 장에서는 제가 치료한 케이스 중 일부를 소개하고자 합니다.

그 전에 저의 아토피 치료 방법을 간략히 설명하겠습니다. 우선 치료의 컨셉, 즉 치료의 목표는 다음의 세 가지입니다.

첫째, 피부면역 강화

둘째, 정상세균총 확보

셋째, 피부조직 재생

이를 위한 치료 방법은 다음과 같습니다.

1. 약물을 이용한 치료

생약발효 효소와 K유산균의 복용을 통한 치료(독성과 부작용이 거의 없음)

2. 외용제를 이용한 치료

1) 효소 스프레이 : 포도상구균 억제 효과, 정상세균층 확보

2) 고농축 효소 앰플 : 피부면역 강화 효과로 아토피 치료 외용제

3) 보습제 : 고농도 세라마이드로 피부조직 개선

4) 재생 크림 : 고농도 세라마이드와 김치유산균 함유로 피부 재생 효과 극대화

3. 약침을 이용한 치료

산삼, 당귀, 봉독 등의 혼합제재를 피하 경혈에 주사함으로써 피부면역 활성화를 직접 유도함.(주 1회 치료 원칙)

4. 머드팩 치료

음이온 및 원적외선 효과, 피부재생효과

고통스러운 증상심화
과정을 이겨내다

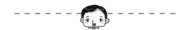

아토피 치료 케이스 중 가장 기억에 남는 환자가 강릉에 사는 5세 어린이 최민수(가명)입니다. 2006년 무렵으로 기억합니다.

아토피만 심각한 것이 아니라 가정의 분위기까지 험악해졌던 케이스입니다. 민수 부모님은 치료 과정에서 이혼 직전까지 갈 정도로 위기를 겪었는데, 그게 바로 민수의 심각한 아토피와 절대 쉽지 않은 치료 과정 때문이었죠.

무슨 아토피 때문에 부부가 이혼까지 하냐고 하실지도 모르겠지만, 아토피로 괴로워하는 아이가 있는 가정의 고통은 결코 가볍지 않습니다. 무던 대한민국 아저씨인 저조차도 아토피 가족들의 이야기를 들으며 눈시울이 뜨거워진 적이 한두 번이 아닙니다. 더구나 민수의 아토피는, 밥 먹고 아토피 환자만 만나온 제가 봐도 매우 심각한 상태였으니까요.

민수는 치료받기 시작하면서 3개월 동안 피부에서 진물을 쏟아냈습니다. 그건 민수와 민수의 부모님 그리고 민수를 사랑하고 아끼는 온 집안 식구들에게 견딜 수 없는 아픔이었을 것입니다. 나중에는 아예 유치원도 못 갔을 정도였으니까요.

마침내 민수 아빠로부터 전화가 왔습니다. 도저히 더는 못하겠다는 것이었습니다.

그 전화를 받은 날 저녁, 저는 직접 차를 몰고 강릉으로 갔습니다. 그리고 민수 아빠와 소주병을 사이에 두고 열띤 토론을 벌이며 호소했습니다. 제발 저를 믿어달라고, 이제 조금만 있으면 나을 수 있다고 한참이나 설득했지만 매일매일 고통 속에 살고 있던 민수 엄마 아빠로서는 선뜻 받아들이기 힘들었던 모양입니다.

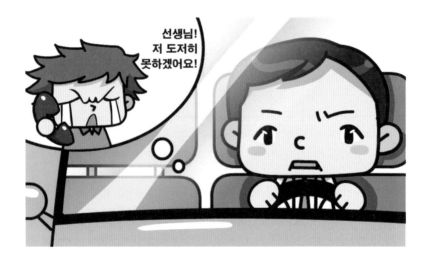

더구나 집안 어른의 성화에 못 이겨 민수를 이미 강릉아산병원에 입원시켰다는 게 아닙니까? 저는 급히 강릉아산병원으로 달려갔습니다. 민수의 삼촌은 저만 만나면 혼내주겠다고 벼르고 있고, 할머니도 저를 가만두지 않겠다고 했다지만 모른 척할 수는 없었습니다. 병원에서 섣불리 스테로이드로 도배해버린다면 제가 그때까지 해온 면역 기초체력 증강치료는 물거품이 될 수밖에 없었으니까요.

저는 민수를 담당한 의사들에게 명함을 돌리면서 제가 한의사인데 민수를 치료해왔다, 나 때문에 이렇게 되었다고 했습니다. 양의사들은 저를 '한 아이를 잡은(?) 돌팔이' 정도로 취급했지만 확신이 있었기에 신경 쓰지 않았습니다. 오직 민수의 상태와 그새 제가 모르는 어떤 치료를 했는지 궁금할 뿐이었죠.

그런데 한쪽에서 저를 지켜보던 초로의 아주머니께서 제 손을 잡고 미소를 지으시는 게 아니겠습니까? 그분이 바로 저를 가만두지 않겠다던 민수의 할머니셨습니다. 제가 의사들에게 일일이 명함을 돌리면서 민수는 제가 저렇게 만들었고, 제가 계속 치료를 하겠다고 말하는 모습에 감동을 받으셨나 봅니다. 책임을 모면하기 위한 변명이 아니라 진지한 책임감과 열정을, 인간 대 인간으로서의 신뢰감을 느꼈다고 말씀해주셨습니다.

한편, 강릉아산병원의 의사들은 이렇게 심한 아토피 환자는 처음이라고 했습니다. 거의 화상 수준인 민수의 피부를 놓고 소아과와 피부과, 감염내과 등의 의사가 돌아가면서 민수를 진찰하고 회의를 하고 있었습니다. 일단 저는 심한 염증치료만 받게 하고 민수를 퇴원시켰습니다. 다행히 스테로이드제 치료는 최소한으로 시행한 것 같았습니다.

서울에 돌아와서도 민수의 경과에 특히 신경을 썼습니다. 민수의 부모님과 할머님께는 반드시 낫게 해주겠다고 안심시켰지만, 정작 제 속은 바짝바짝 타들어갔습니다. 민수가 낫지 않아서 의료분쟁에 휘말릴까봐 걱정되는 건 아니었습니다. 만약 민수가 끝내 낫지 않는다면, 저 자신에 대한 신뢰뿐 아니라 제가 밤을 새워가며, 환자들에게 협박과 모욕을 당해가며 10여 년간 쌓아온 모든 게 송두리째 흔들리기 때문이었습니다.

그런데 그로부터 다시 3개월 후, 이번엔 민수 엄마가 전화를 했습니다. "이제 6개월이나 지났는데 애는 더 심해지기만 합니다, 이제 더 이상은 못 하겠습니다"며 울먹이는 젊은 엄마의 목소리는 제 마음 깊은 곳을 후벼 팠습니다. 그것은 의사로서뿐만 아니라 한 인간으로서, 부모로서의 제 내면에 강렬히 호소했습니다.

이번에도 직원과 함께 강릉 민수네 집을 찾았습니다. 소주잔을 앞에 놓고 간절하게 설득했습니다. 저를 믿어 달라. 1년 내로 치료할 수 있다. 민수를 평생 이렇게 살게 할 것이냐… 한참을 설득한 끝에야, 민수 엄마 아빠는 한 번 더 믿어보겠다고 했습니다.

민수는 그 후 얼마 지나지 않아 호전되기 시작했습니다. 서울 한의원

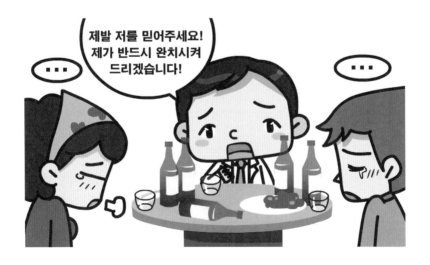

아토피 희망 보고서

에 오는 횟수도 현저히 줄어서, 나중에는 저도 민수에 대해 잊을 정도였습니다. 환자가 의사를 잊고, 의사가 환자를 잊는 것보다 좋은 일은 없겠지요.

민수가 낫지 않는다는 절규에 차를 몰고 밤길을 달려 강원도로 향하며 떠오른 수많은 생각과 상념이 잊히지 않습니다. 무엇보다 한 아이의 아토피가 치료되어, 평생 피가 나도록 긁으며 밤마다 잠 못 이루는 일이 없어졌다는 사실이 가장 기뻤습니다. 제 치료 방법이 옳았다는 사실이 증명되었기에 더욱 기뻤습니다.

제가 치료를 잘했다기보다는 민수의 피부가 자생력을 가질 수 있도록 부모님과 제가 같이 도와주었다는 말이 옳은 표현일 것입니다.

이처럼 인간의 피부재생력을 믿어야 합니다.

힘든 시간과 고통을 인내와 신뢰로 함께 해준 민수와 부모님께 감사의 인사를 전합니다.

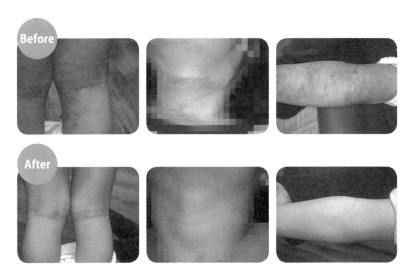

아토피 진짜 나았습니다

태열을 이겨낸 후배
한의사의 아이

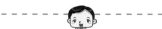

이번에는 태열의 치료 케이스를 소개하고자 합니다.

태열(胎熱, 임신 중의 열로 인해 나타나는 증상. 흔히 얼굴이 붉어지면서 염증이 나고, 가려워서 밤을 새워 운다.)도 아토피의 일종입니다. 증상도 같고 근본적인 원인도 같습니다. 다만 심하지 않은 태열은 아기가 면역 체계를 갖추어 가는 과정에서 종종 겪는 자연스러운 질환이라는 점이 다를 뿐입니다. 옛날 어른들도 "태열은 아이가 땅을 밟고 돌아다니면 자연스레 낫는다" 라고 하셨지요.

태열은 주로 얼굴부터 증상이 나타나는 것이 특징입니다. 까마득한 한의과 대학 후배이자 광주에서 한의원을 개원한 젊은 한의사의 아들도 마찬가지였습니다.

첫아기인데다 아직 젊은 엄마 아빠다 보니, 남편이 한의사인데도 제대로 대처를 못 하고 있더군요. 사실 한방에서는 태열을 심각하게 여기지 않고, 양방(서양의학)에서는 스테로이드나 소염제 치료와 같은 달갑지 않은 처방을 할 테니 한의사든 의사든 어차피 소용없었을지도 모르겠네요. 아무튼 중이 제 머리 못 깎는 상황으로 보였습니다.

알레르기나 아토피의 가계력(family history)을 물어보니 다행히 없다고 했습니다. 엄마 아빠의 가계에 아토피 병력이 없으면 대부분 돌 이전에 다 치료되기 마련이지요.

저는 일단 태열에 대해 충분히 설명해주고, 항생제나 스테로이드 연고를 절대 쓰지 말고 유산균을 먹이면서 모유수유를 하라고 처방했습니다. 아기가 너무 어리니 유산균과 면역 강화 생약효소를 아주 묽게 타서 먹이되, 먹지 않으면 엄마가 먹고 모유수유를 하라고 일러두었죠.

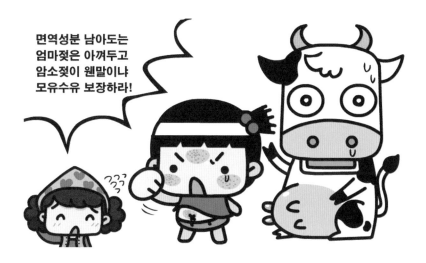

물론 제가 확실히 낫게 해 줄 테니 마음을 편히 먹고 모유수유를 해야 한다고 당부하였습니다.

모유수유가 태열에 나쁘다는 이유로 분유수유를 하는 분이 있는데,

완전히 거꾸로 알고 있는 겁니다. 신의 섭리에 따라 아기의 성장에 맞추어 변하는 엄마의 몸이 생산하는 숭고한 모유를, 어찌 감히 분유 따위와 비교한단 말입니까. 태열이 심하면 심할수록 모유수유를 해야 합니다.

돌 이전에는 엄마로부터 받은 항체가 아기를 보호해줍니다. 즉 면역 기능을 대신해주지요. 공교롭게도 이들 항체는 특이면역으로서 아토피를 유발하는 원인이 되기도 합니다. 따라서 엄마로부터 받은 면역세포가 고갈되는 10개월~돌 즈음에는 태열, 즉 영아 아토피가 자연히 낫는 것이 일반적입니다.

또한 모유수유를 통해 엄마가 가진 음식 단백질, 미생물에 익숙해지는 과정이 반드시 필요합니다. 이 시기에 엄마가 섭취하는 많은 영양소와 미생물을 경험해봄으로써 자기화하지 않으면, 나중에 알레르기나 아토피 때문에 고생할 확률이 높아집니다.

문제는 '증상심화 과정을 어떻게 지혜롭게 넘길 것인가'였습니다. 더구나 이전에 다닌 소아과에서 이미 항생제와 스테로이드 치료를 받은 상태더군요. 스테로이드 치료를 받았다면 탈스 현상으로 인한 증상심화 과정이 매우 심할 수 있어서 걱정이었습니다.

저는 매일 여러 환자를 접하기 때문에 익숙하지만, 그 젊은 부부는 경험이 없는 데다 소중한 아기가 진물과 피딱지, 가려움증으로 고통스러워하는 모습을 보면서도 의연하게 견딜 수 있을지 걱정이었거든요.

효소유산균과 아토파인 외용제와 목욕제 등을 챙겨주면서 앞으로 두 달 동안은 증상심화 과정을 거칠 테니 마음 단단히 먹고 나를 믿고 따라와 달라고 신신당부했습니다. 눈물을 줄줄 흘리며 정말 낫는 거냐고 묻고 또 물으며, 완치 케이스를 수없이 보여 줘도 초조함과 의심을 거두지 못하는 후배의 부인이 아기보다 더 걱정스러울 지경이었지요.

아니나 다를까, 2주 뒤에 보기로 한 후배 부부는 1주일 만에 초조한 심정으로 올라와서는 아기 얼굴에서 진물이 쏟아진다며 노파심을 감추지 못했습니다.

저는 담담하게 증상심화 과정에 대해 다시 설명하고, 이전 치료 케이스들을 보여주며 끈기 있게 설득할 수밖에 없었습니다. 그 외에는 제가 해줄 것이 없었으니까요.

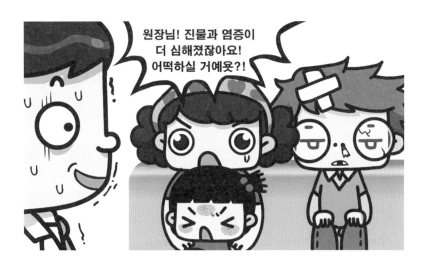

어쨌든 후배 부부는 그 후 2달간 매주 올라와서 진료하고 설명을 들었습니다. 한의사인 남편은 제가 아토피에 관해서만은 확실한 이론과 임상 치료 케이스를 갖추고 있다는 사실을 알기에 저를 신뢰하고 있었습니다. 만약 그 친구마저 아내와 함께 저를 불신했다면 치료는 이미 오래전에 중단되었을 것입니다.

자신감을 가지라고 열심히 설득하고 타이르면서 2개월이 지나자, 드디어 각질화 과정에 돌입했습니다. 새로운 피부가 돋아나면서 진물이 멈추고 피딱지가 앉는 과정입니다. 맑은 진물이 나던 부위에 노란 딱지가 앉으면서, 가려움증을 포함한 모든 증상이 줄어들었습니다.

증상심화 과정을 거쳐 혼재된 면역 반응-특이면역반응 증상과 자연면역반응의 증상이 섞인 상태-이 나타나는 것이지요. 저는 그들에게 일단 한 고비는 넘겼으니, 안심하고 보리차에 한약과 유산균을 조금씩 타서 아기에게 직접 먹이라고 했습니다.

그때야 후배 부부는 안심과 미소를 보이더군요. 그로부터 한 달 뒤에 보니 아토피 면적이 처음의 절반 이하로 줄었습니다. 아기 엄마의 얼굴에 화색이 돌고, 남편과 매일 싸웠는데 요새는 사이가 좋아졌다며 수줍게 웃기도 했지요. 그게 석 달 만에 처음 본 미소였던 걸로 기억합니다.

그 후 6개월 동안 광주에서 매달 한 번씩만 올라왔다가 어느 순간 얼굴을 거의 볼 일이 없게 되었습니다. 중간에 한 번, 아기가 감기에 걸린 것 같다면서 어떻게 하면 좋겠냐는 전화만 받았을 뿐입니다.

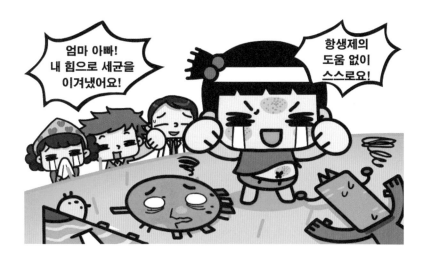

가급적 항생제를 먹이지 말고 한방의 형방패독탕이라는 가루약을 우유병에 조금만 타서 먹이라고 일러주었습니다. 열이 심하면 아스피린을 먹이는 것은 괜찮지만 가급적 3일까지는 아기가 스스로 감기 바이러스를 이겨낼 수 있도록 옆에서 지켜보기만 하라고 말했고요. 그때 잠깐 다시 올라온 태열 증상은 감기가 나으면서 다시 가라앉았습니다.

　　태열이 완전히 사라지고 나서 한동안 연락이 없다가, 일본 온천에 아기와 함께 놀러가서 사왔다며 양주를 선물로 보내왔더군요. 흐뭇한 마음을 안주 삼아 잘 마셨답니다.

　　한의사인 후배는 제 치료 과정을 보고 느낀 점이 있었는지, 지금도 광주의 한의원에서 저의 매뉴얼과 자기의 경험을 거울삼아 태열과 아토피 환자를 훌륭하게 치료하고 있습니다.

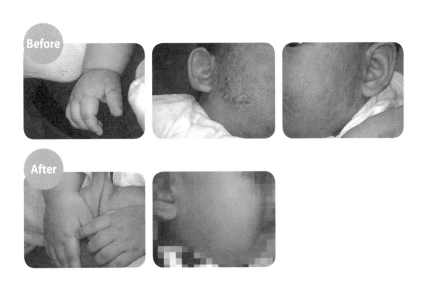

아토피를 이겨내고
아름다움을 되찾다

아토피는 주로 어렸을 때 발병합니다. 성인이 되고 나서 아토피에 걸리는 분도 있지만, 그 비율은 낮은 편입니다. 또한 그런 분 역시, 어릴 때 아토피를 앓은 적이 있거나 유전적으로 아토피에 걸리기 쉬운 경우가 대부분이죠.

아토피는 유소년기부터 사춘기에 이르는 시기에 가장 많이 나타납니다. 한창 감수성이 예민한 어린 시절과 사춘기의 아토피는 아이의 육체적, 정신적 성장에 심대한 영향을 끼치지 않을 수 없겠죠.

겉으로 보이는 증상이 화려(?)하기 때문에 그런 영향력이 강합니다. 전염병이 아닌데도 가까이 가지도 못하게 하거나 꺼림칙한 눈빛으로 쳐다본다거나 하는 행동이 그 예죠.

아토피로 인한 면역계와 피부의 고통, 잠을 못 자는 고통, 성장이 늦어지는 고통도 문제지만, 아직 어린 환자의 심리적인 고통 또한 결코 간과되어서는 안 될 것입니다.

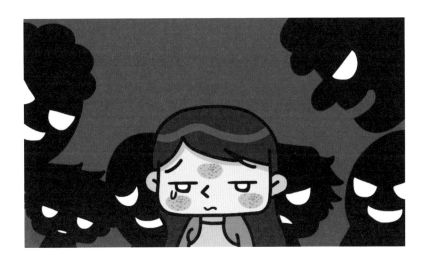

어린 시절과 청소년기의 아토피보다 더욱 깊은 마음의 상처를 받는 경우가 있습니다. 한창 아름다움을 뽐내야 할 젊은 여성의 아토피가 바로 그것입니다.

젊은 여성이 아토피로 고생한다면, 그 자체가 본인에게는 세상 그 무엇보다도 큰 문제일 것입니다. 그녀들이 얼마나 고민스러울지는, 중년의 아저씨인 저로서는 짐작조차 어려운 영역이 아닐까 합니다.

어느 해 여름, 24세의 대학교 졸업반인 여학생이 갑자기 뺨에 진물이 난다며 내원했습니다. 그녀는 여름만 되면 얼굴에 습진이 나타나곤 해서 매년 연고를 사용해왔는데, 마침내 연고를 써도 낫지 않게 되자 물어물어 저희 한의원에 찾아왔습니다.

저는 다른 환자들과 똑같이, 스테로이드 연고부터 끊어야 하며 6개월 이상 시간이 걸릴 수도 있다고 미리 설명했습니다. 그러나 그녀와 가족들은 너무 길고 비용이 많이 든다며 난색을 보이더군요.

하지만 스테로이드조차 듣지 않는 상태였기 때문에 더 미룰 수 없었습니다. 이런 식으로 스테로이드 용량만 늘려나가면 시간이 지날수록 치료는 갑절로 힘들어진다고 경고할 수밖에 없었죠. 그게 사실이니까요.

마침 방학인 점을 기회 삼아 치료해보기로 했습니다. 저는 앞으로 증상심화 과정을 겪을 테니까 집에만 머무르고, 절대로 항생제나 스테로이드를 사용하지 말라고 주의를 주었습니다.

진료실에서 설명하고 완치 케이스를 보여줄 때는 어느 정도 납득했지만 막상 실제 증상심화 과정의 화려한 불꽃이 얼굴 위에서 터져 나오자 안절부절못했습니다. 엄마, 아빠, 할아버지까지 한의원에 찾아오고, 당사자는 울고불고 난리가 났습니다. 이런 모든 과정 자체가 치료의 일부이며 제 이론과 임상 데이터에 확신이 있었기 때문에 담담하게 설명해드렸습니다.

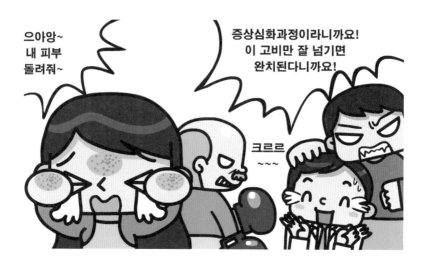

"이 증상심화 과정을 겪어 내야 합니다. 따님의 피부는 염증을 겪는 과정에서 자생력을 찾을 수 있습니다. 인간의 피부는 그렇게 녹록지 않습니다. 따님과 따님 피부의 자생력을 믿고 치료를 계속해보시죠.”

반신반의하며 다시 치료가 시작되었는데, 한 달 반이 지나자 진물이 노란색으로 변하면서 진해졌습니다. 그리고 진물의 양이 줄어들면서 노란 딱지가 앉고, 혼재된 면역반응 속에서 호전 현상이 본격적으로 등장하기 시작했지요.

환자와 가족들은 놀라며 신기해했지만, 그런 일을 늘 겪는 저에게는 너무나 당연한 일이었기에 심드렁(?)했지요. 모든 과정이 예상 그대로였으니까요.

3개월 차에 들어가면서부터는 진물이 완전히 멎었고, 만 4개월이 되자 염증이 거의 가라앉고 새 피부가 나오기 시작했습니다. 예전에는 피부에 빛이 없었는데, 새로 올라온 피부는 밝고 윤기가 난다며 기뻐하더군요. 이때부터는 웃으며 즐겁게 치료받으러 오고, 만 6개월 후에 치료가 완료되자 광택이 반짝반짝 나는 원래의 하얀 피부를 되찾았다며 너무나 좋아했어요.

그동안 세균의 밥이 된 피부에 정상세균총이 깔리면서 안정을 되찾았고, 그에 따라 나쁜 세균이 더 이상 예전처럼 증식할 수 없게 된 것입니다. 정상세균은 유해세균에 저항해 피부점막의 방어 부담을 덜어주는 또 하나의 방어선 역할을 합니다. 정상세균총은 피부에서 0차 방어선인 셈입니다.

지금도 공기 중에는 엄청난 수의 세균이 떠다니며 피부와 접촉하고 있습니다. 스테로이드나 항생제는 그야말로 미봉책일 뿐입니다. 세균과 맞서 싸울 수 있는 피부, 미생물과 공존할 수 있는 피부로 근본적으로 바꾸어 줘야 합니다.

아토피 진짜 나았습니다

그 여학생의 피부 역시, 자기를 괴롭혀온 세균과 공존하는 법칙을 깨달았기 때문에 재발의 위험 없이 안정적으로 치료된 케이스입니다. 지금은 소식을 잘 모르지만 스테로이드 연고를 바르며 전전긍긍해하던 때보다 훨씬 행복하게 잘살고 있으리라 믿고 있답니다.

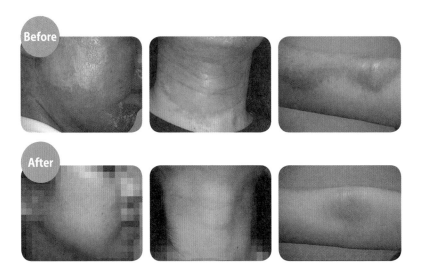

지긋지긋한 두드러기가
완치되다

"원장님, 이 두드러기만 없어진다면 소원이 없겠습니다."

40대의 남성 한 분이 울긋불긋한 팔다리와 가슴팍을 보여주며 땅이 꺼져라 한숨을 내쉬었습니다. 국내 항공사 임원으로 회사 일을 총괄할 만큼 능력과 커리어를 인정받지만, 두드러기 하나 때문에 만사를 때려치우고 싶을 만큼 괴로워하고 있었지요.

두드러기가 생긴 지는 불과 1년 남짓. 과도한 스트레스와 업무량에 시달리다 보니 치료는커녕 증세가 점차 악화하기만 했습니다. 특히 술 마신 다음 날이나 스트레스를 많이 받은 다음 날에는 미칠 듯한 두드러기 때문에 잠을 잘 수도, 업무를 볼 수도 없었다고 합니다.

이 분은 6개월 치료로 많이 호전되었지만, 안정적으로 치료되기까지 1년 반이나 걸렸습니다. 치료기간 중에도 술을 끊거나 업무량을 줄일 수 없었기 때문에 더 오래 걸린 셈이지요. 두드러기는 아토피와 달리 피부 면역 자체의 면역기능에 큰 문제는 없습니다. 빨개지거나 진물이 나거

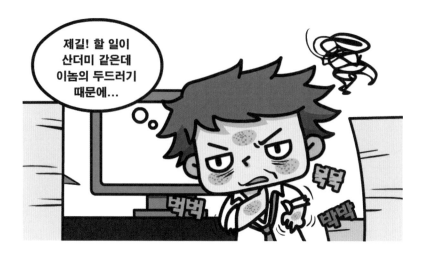

나 긁어서 피딱지가 앉거나 하는 전형적인 아토피 증세와는 차이가 있습니다. 피부면역은 큰 문제가 없고 혈중의 특이면역 항체가 비정상적으로 증가한 까닭입니다. 어쨌든 이 분은 아토피가 아니기 때문에 혈액 속의 항원을 배설하고 피를 맑게 하는 생약제재와 같이 면역 유산균을 처방하고 관리했습니다.

이와 같이 초기에는 청열해독, 즉 열을 풀고 독을 배출하여 두드러기 증상을 완화해줍니다. 더불어 소화와 면역 기능을 북돋아주어야 합니다.

면역효소와 유산균으로 숙변을 제거하고 면역력을 꾸준히 회복시켜주자, 6개월 후부터 눈에 띄게 두드러기가 줄어들었습니다. 두드러기는 옻이나 풀독 등의 감작으로 면역이 과잉 반응하거나 과도한 알콜 섭취 혹은 스트레스로 피부면역이 일시적으로 불안정해져서 발생하기도 합니다.

피부질환의 원인이나 양상에 따라서 환자 증상이 아토피인지, 두드러기인지, 약이나 독소에 의한 발진인지 또는 건선인지 잘 구분해야 합니다.

　이 분은 기존에 스테로이드제와 항히스타민제를 사용해왔기 때문에 치료 초기에는 스테로이드와 항히스타민제를 사용하지 않을 수 없었습니다. 물론 시간을 두고 점점 약물의 양을 줄여나가다가 2개월 정도 후부터는 완전히 사용하지 않게 되었지요.

　그렇게 해서 만 1년 반이 되기 전에 이 분의 두드러기는 치료되었습니다. 요새도 가끔 증상이 있으면 약을 타가기는 하지만, 예전과 달리 어지간히 음주를 하거나 과로를 하지 않는 한은 괜찮다고 하십니다.

　두드러기와 같은 면역 질환으로부터 완치되었다 하더라도, 항생제의 복용으로 장내 유산균이 줄어들면 다시 재발할 가능성이 큽니다. 장내 유산균은 면역력을 높여주고 소화를 도와주는 효소들을 분비하는데, 이 효소가 부족해서 음식물이 완전히 소화되지 않고 혈액 안을 떠다니면서 두드러기 반응이 심해지기도 하니까요.

　두드러기 환자나 아토피 환자뿐만 아니라, 정상인도 발효음식이나 유산균 식품을 많이 복용하면 좋습니다. 특히 발효음식인 김치와 된장, 청국장 등은 우리 민족의 장내 세균 환경과 체질에도 잘 맞는답니다.

　발효식품은 피부가 건조한 분, 피부 트러블과 두드러기로 고생하시는 분에게 좋습니다. 발효란 곧 효소를 만드는 과정입니다. 피부 건강과 피부 미용을 위한 효소의 시대는 이미 시작되었습니다. 여러분도 "효소시대"로 오세요.

아토피 진짜 나았습니다

얼굴의 민감성 아토피가 완치되어
햇볕도 화장품도 마음껏!

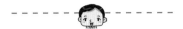

운동을 무척이나 좋아하는 활달한 50대 여성이 '얼굴 민감성 피부' 때문에 고생한 이야기입니다.

민감성 피부가 얼굴에만 나타나면 얼굴 민감성 피부라고 부릅니다. 아토피는 목이나 팔과 같이 접히는 부분에 주로 증상이 나타나는데, 이 경우는 얼굴만 벌게지고 가려운 것이 특징입니다.

이러한 얼굴 민감성 피부는 대다수 스트레스와 항생제, 방부제 등이 많이 든 화장품 등을 사용함으로써 얼굴의 면역 균형이 깨어진 것이 원인입니다. 특히 정기적으로 여드름 관리나 피부 관리를 받는 분들에게 많이 나타납니다. 항생제나 진정성분이 든 화장품 때문에 피부면역이 약화되거나 피부정상세균이 충격을 받아서 발생한다고 추정합니다.

일부 피부과나 피부 관리실 등에서 일반적인 화장품보다 더 강하고 자극적인 기능성 화장품을 자주 사용하거나 박피 시술, 항생제와 스테로이드 등과 같이 정상세균총과 피부면역에 나쁜 영향을 주는 시술을 받은 게 주요 원인인 경우가 많습니다. 그뿐만 아니라 심한 스트레스로 얼굴 민감성 피부가 발생한 사례들이 학계에 보고되고 있습니다.

평소 헬스와 골프를 즐긴다는 이 아주머니는 민감성 피부 때문에 어느 날 저희 한의원을 찾아오셨습니다. 피부 관리를 약 2년 받고 나서 민감성 피부가 되었는데, 피부과 치료를 3년이나 받아도 낫지 않는다고 했습니다. 좀 나아졌다 싶으면 재발하고, 좀 심해졌다 싶으면 다시 괜찮아지기를 반복해왔다더군요.

일단 피부과 치료를 받았다면 스테로이드나 엘리델, 프로토픽 등의 면역억제 약물을 사용했다는 것이므로, 우선 그것부터 끊고 시작하자고 말씀드렸습니다.

증상심화 과정에 대해 설명해드리면서 마음을 단단히 잡숫고 저를 믿으셔야 한다고 여러 차례 부탁드렸지요. 일주일 뒤부터 우리에게 가장 중요하다고 할 수 있는 얼굴이 '뒤집어질' 참이었으니까요.

1주일 만에 내원하신 그분의 얼굴은 과연 통통 붓고 홍당무처럼 벌게

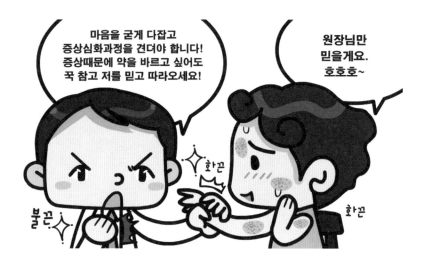

져 있었습니다. 미리 말씀을 드렸지만 많이 놀라고 불안해하더군요. 그도 그럴 것이, 눈 주위가 거의 코 높이에 가까울 만큼 퉁퉁 부은 데다 얼굴 곳곳에서 진물이 나니까요. 놀란 채로 "괜찮은 건가요?"라는 말만 안쓰러울 정도로 반복했습니다.

스테로이드제나 항생제를 사용하지 않고 잘 참았기 때문에 3주일 뒤에는 부기가 거의 다 빠졌습니다. 다만 붉은 기운은 아직 많이 남아 있었는데, 다행히 목까지 내려오지 않아서 경과를 낙관할 수 있었지요.

저는 이제 몇 달 후면 완전히 나을 것이라고 안심시켰습니다. 아토파인 효소 복용, 머드팩 요법과 유산균 효소 미스트, 아토파인 재생 크림 등을 이용해서 계속 치료해나갔지요. 이처럼 피부면역을 강화하고 피부 자체의 방어력을 향상해주는 치료와 더불어 온욕과 운동으로 땀을 꾸준히 유지하게끔 지도했습니다.

그리하여 치료를 시작한 지 약 1개월 후에 증상심화 과정을 졸업하고, 2개월 후부터는 헬스클럽에서 운동하며 땀을 낼 수 있게 되었으며, 3개

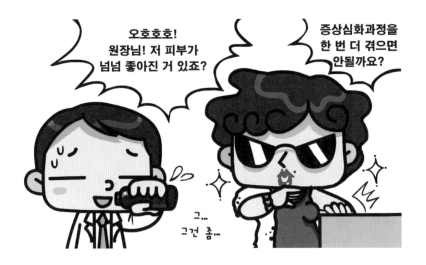

월 후에는 심한 운동을 해도 붉어지지 않고 가려움도 많이 줄어들게 되었습니다. 마침내 만 6개월이 지난 후의 어느 날, 얼굴 민감성 피부가 완치되었다고 선언할 수 있었습니다. 다만 그로부터 2개월이 지날 때까지는 하루 1회의 효소복용과 외용제로 마무리 치료하기를 권했습니다.

그로부터 다시 6개월이 지난 어느 날, 그 아주머니께서 선글라스를 끼고 한의원을 방문했습니다. 깜짝 놀라서 피부에 다시 이상이 생겼냐고 여쭤봤더니, 너무 고맙고 좋아서 지나가다가 인사하러 들렀다고 하더군요.

이제는 온종일 밖에서 골프를 치며 햇빛을 받아도 가렵지 않고, 헬스클럽에서 땀을 흘려도 아무렇지도 않다고 했어요. 예전에는 피부에 윤기도 별로 없고 기미까지 있었는데, 피부가 너무너무 좋아졌다며 음료수 한 박스를 주셨습니다. 기뻐하는 모습을 보니 저도 기분이 참 좋았습니다.

그 후에도 가끔 한 번씩 들러서 생약효소와 유산균을 지어 가는데, 몇 년이 지난 지금까지도 재발하지 않고 잘 지내신답니다.

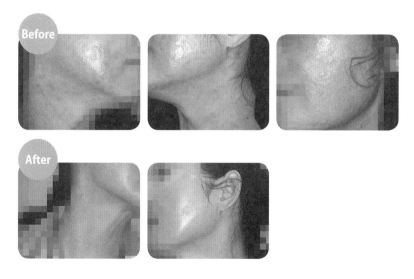

젖은 손이 애처로운
주부습진 완치 이야기

10년 넘게 주부습진이 낫지 않아 내원하신 40대 여성 환자가 있었습니다. 물론 그동안 수도 없이 병원에 다니며 스테로이드와 항생제를 처방받아 사용해왔지요.

일단 저는 그분에게 감기에 걸리면 열이 나는지 여쭤봤습니다. 열이

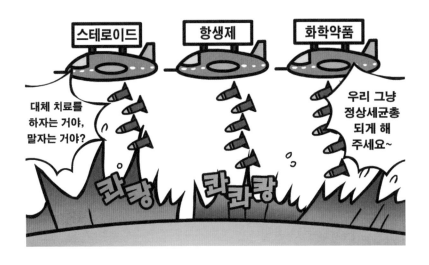

난다면 자연면역계가 제대로 작동을 한다는 뜻이고, 나지 않는다면 자연면역계의 잠재력에 문제가 있다는 뜻이니까요. 다행히 감기에 걸리면 열이 난다고 말씀하시더군요.

다음 단계로 그분에게 아토파인 효소와 효소 미스트를 처방했습니다. 물론 "곪을 수도 있습니다"라는 말도 잊지 않았습니다.

2주 후부터 주부습진 때문에 진물이 흐르던 손에 고름이 생기기 시작했습니다. 경기도 이천에 살던 그분은, 서울 강남에 위치한 한의원에 올 때마다 공사용 목장갑을 끼고 와야 했습니다.(지금 생각해보면 순수하고 남을 잘 의심하지 않는 분이라서 그런지 치료 경과가 바로바로 나타났습니다.)

식염수를 뿌리면서 장갑을 걷어냈더니 양손의 70% 이상이 곪아 있었습니다. 겨드랑이 임파절이 부어서 겨드랑이 통증을 호소했고요. 우리 몸에는 면역계가 결집하는 임파절이라는 중개사무소가 있는데, 면역계가 맹렬하게 활동할 때는 붓거나 아프기도 합니다.

서너 달 내로 완전히 다 나을 것이라고 용기를 드리면서 목초액과 스프레이 등으로 진정시키고 다시 효소와 효소 미스트를 처방해드렸습니다. 일반적인 피부과 의사라면 저를 돌팔이라고 욕하면서 즉시 강력한 소독제를 사용했겠지요. 하지만 세균과 공존하는 법칙을 깨닫는 과정이라는 올바른 관점에서 보면 최선의 치료 과정이었습니다.

다만 염증수치가 갑자기 오를까봐 1주일 단위로 내원하도록 했습니다. 불과 1주일 뒤부터 붉은 살이 드러나면서 껍질이 벗겨지기 시작하더군요. 저는 아토파인 재생크림과 산성도(pH) 조절 효소 스프레이를 이용해서 안정적으로 정상세균화 과정이 계속되도록 관리했습니다.

4개월이 되기도 전에 그분의 주부습진은 거의 나았습니다. 많은 종류의 세균이 그분 손에서 각축전을 벌이며 고름을 형성했다가 얼마 지나지 않아 세력의 균형을 찾아 정상세균화된 것입니다.

일단 안정화되고 나면 자기들끼리 견제하기 때문에 한 종류의 세균이 많아지는 일은 없습니다. 즉 피부와 세균, 세균과 세균이 공생관계를 형성하는 것이지요.

인간의 진화과정에서 피부에 도움을 주는 세균이 피부에 살게 되었는데, 이들이 정상세균총에서도 큰 세력을 차지합니다. 이런 '우리 편' 세균은 효소 작용을 통해 우리 몸에 좋은 물질을 분비합니다. 즉 세균이 우리 피부를 집이자 식당 삼아서 생활하고 노폐물을 내어놓는데, 이것이 우리 몸에 좋은 물질로 작용합니다. 대표적으로 장 점막의 유산균과 대장균이 이런 '좋은' 세균이지요.

제가 임상에서 검증한 매뉴얼에 따르면 주부습진 정도는 병도 아닌 셈입니다. 전국을 돌며 이와 같은 내용으로 강연하자 동의하는 의료인이 의외로 많으셨습니다.

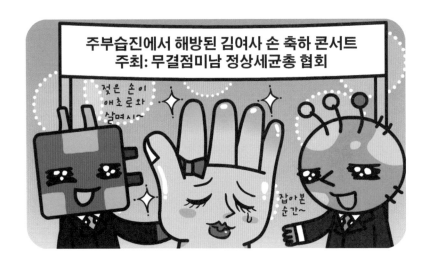

국소성 피부염이나 지루성 피부염도 마찬가지입니다. 너무 샴푸를 많이 하고 약품을 많이 사용하다 보니 두피나 피부의 정상세균총이 무너져버린 것이지요. 저는 두피의 피부질환도 손과 마찬가지로 정상세균화 과정을 거치도록 유도합니다.

그러면 아침에 일어날 때마다 머리카락이 말 그대로 뭉텅이로 빠지지만 절대로 소염제나 스테로이드를 써서는 안 됩니다. 자연스러운 과정일 뿐이므로 그냥 둬야 합니다. 그런 과정을 거치다 보면 어느새 완전히 나아질 테니까요. 그러나 건선경향의 피부염이라면 소염 및 청열 해독을 위주로 치료해야 하는데 반드시 감별진단을 해야 합니다.

습진뿐만 아니라 중이염 또한 피부의 정상세균총이 무너져서 생기는 염증입니다. 다만 귓속이라는 점이 특이할 뿐이지요. 보통 중이염을 치료한다고 하면 항생 소염제를 처방하는데, 이것은 재발률을 높일 가능성이 큽니다. 자꾸 반복되고 만성화될 수 있다는 뜻입니다.

따라서 중이염을 항생제로만 고치려고 하지 말고, 청각기관으로 가는 피부의 정상세균화가 되도록 유도하는 방법을 병행하는 것이 좋습니다. 한 번 곪는 과정을 거쳐 정상세균총이 확립되고 나면 거의 재발하지 않습니다. 혹시 재발하더라도 그 증상은 점점 약해집니다.

정상세균화 과정은 우리 피부와 각종 세균 그리고 피부면역계가 어우러져 벌이는 치열한 생명 활동의 과정입니다. 정상세균총은 한 개의 유익한 세균이 아니라 수많은 보통 세균이 모여서 공존하는 상태를 의미합니다.

우리의 피부면역계 역시 이들 세균을 박멸하려 하지 않습니다. 평소에는 순찰만 하다가 갑자기 불어나는 세균이 있으면 잡아먹는 일을 할 뿐이지요. 잡아먹을 때도 이 세균을 완전히 없애지는 않습니다. 아무리 나쁜 세균도 조금은 남겨 둡니다. 이것을 '면역의 관용'이라고 부릅니다.

이 모든 과정을 우리 피부가 자연스럽게 겪을 수 있도록 해주라는 것이야말로 피부질환을 보는 올바른 관점입니다.

약침으로 성인 아토피를 치료하다

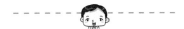

결혼을 몇 개월 앞둔 30대 중반의 건장한 남자가 부산에서 올라와 내원했습니다.

첫눈에 보기에도 오래된 아토피 환자였습니다. 얼굴 피부가 어둡고 암적색(dark red)으로 달아올라 있었기 때문입니다. 예상대로 어려서부터 아토피를 앓아왔다고 합니다. 중학교 때 아토피 증세가 사라졌다가 고등학교 2학년 때 팔과 다리, 얼굴과 목에 재발해서 10년 이상 고생하고 있다더군요.

그동안 피부과 스테로이드 연고를 꾸준히 사용해왔는데, 이제는 스테로이드의 사용량과 횟수를 아무리 늘려도 효과가 없다고 했습니다. 스테로이드가 어떤 약물인지 안다면 충분히 예상할 만한 결과지만, 문제는 이 분이 4개월 후에 결혼식을 올린다는 점이었죠.

팔다리에 나타난 증세는 그런대로 괜찮았지만, 얼굴과 목을 뒤덮은 칙칙한 검은색과 어두운 적색의 피부를 치료하기는 만만치 않아 보였지요. 앞으로 치료가 고생스럽고 시간도 오래 걸린다고 말할 수밖에 없었습니다. 특히 연고를 완전히 끊으면 초기 4~6주 정도의 증상심화 과정이 예상된다고 말씀드렸습니다.

아토피를 비롯한 면역질환에 효과가 좋은 K효소 유산균 60포(1개월분), 면역강화 외용제인 S샘플, 효소 스프레이, 피아경혈 주사요법으로 면역을 강화해주는 K약침, 보습제 등을 사용하여 치료를 시작했습니다.

제가 놓은 K약침을 맞고 나서 며칠 뒤, 가벼운 몸살을 앓고 있다는 전화가 왔습니다. 그 말을 듣고 저는 오히려 잘되었다고 했습니다. 감기를 앓는다면 면역 기능이 정상적으로 작동하기 시작했다는 뜻이기 때문이지요. 면역효과 덕분에 치료경과가 좋을 것이라고 말씀드렸답니다.

1개월 후에 다시 진료하니 얼굴이 예전보다 더 빨개지고 진물도 나고 있었습니다. 온몸의 발적(Red) 부위도 많이 넓어졌으며, 가려움증으로 밤에 잠을 못 자는 날이 많다고 하더군요.

그로부터 4주 정도 지나자 증상심화 과정이 끝나갔습니다. 그때부터는 매주 1회 피부치료(머드팩)와 약침치료를 시행했습니다. 특히 이분은 약침치료의 효과가 좋았습니다. 매주 약침을 맞고 가벼운 몸살을 앓는 과정을 반복하면서 가려움이 현저히 줄어들고, 얼굴색이 뽀얗게 변하면서 증상이 완화되었어요. 증상심화 과정이 끝나자 잠도 잘 자고, 결혼식도 무사히 치르게 되었습니다. 신혼여행 후에도 매달 1번씩 피부치료와 약침치료를 반복하였고요.

8개월 동안 치료하니 일상생활을 하는 데 지장이 없을 정도까지 나았습니다. 지금은 피부가 좋지 않을 때만 K효소 유산균을 비정기적으로 복용하며 관리한다고 합니다. 아토피를 10년 이상 앓아온 성인 아토피 환자치고는 치료가 순조롭고 빠르게 잘 된 케이스입니다. 아토피 약침치료가 큰 힘을 발휘했습니다.

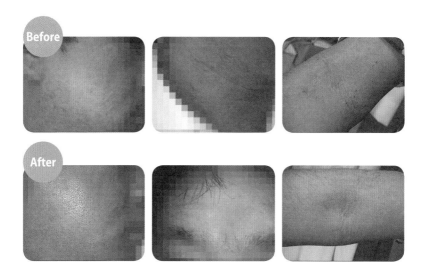

이제 아토피 때문에
부부싸움하지 마세요

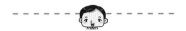

엄마 아빠와 함께 31개월 된 남자아기가 내원하였습니다. 머리끝부터 발끝까지 전신이 빨개져있고 심하게 긁은 흔적이 완연했습니다. 언제부터 아토피가 발생했는지 물어보니, 태어난 지 얼마 되지 않아서 얼굴부터 태열이 시작되어 지금까지 계속되고 있다고 해요.

한의원에 처음 내원하는 아토피 환자분들에게 제가 항상 묻는 질문이 있습니다.

첫째, 언제부터 생겼나요?

둘째, 스테로이드 연고를 사용했나요? 했다면 어느 정도 얼마나 마지막 사용 시점은 언제인가요?

셋째, 가계력이 있나요? (부모, 형제, 조부모, 알레르기 유무)

넷째, 여름, 겨울, 환절기 중에서 언제가 제일 심한가요? (계절성 확인)

다섯째, 거무스름하고 칙칙한 착색과 닭살의 유무

여섯째, 음식 알레르기의 종류가 많은지의 여부

이 아이는 생후 6개월부터 스테로이드(락티케어)를 사용했답니다. 스테로이드를 적게 쓰려고 무척이나 노력했으나 가려움증 때문에 아이가 괴로워해서 어쩔 수 없었다고 해요. 그러나 스테로이드를 바르면 그 순간에는 좋지만, 며칠도 되지 않아서 다시 빨개지고 가려워지기 때문에 반복적으로 사용할 수밖에 없습니다. 이와 같이 내성이 생기는 것이 스테로이드의 무서운 점입니다. 다행히 환자의 어머니가 제 책《아토피 희망 보고서》를 읽고 스테로이드 치료를 중단하기로 마음먹었다고 했습니다.

치료를 시작하고 한 달 후, 전신의 피부가 빨갛게 충혈되고 얼굴과 팔, 다리에서 진물이 나기 시작했습니다. 이 정도면 매일 밤마다 진물과 가려움증으로 전쟁을 치르느라 한숨도 못 잤으리라 짐작되었습니다.

"앞으로 3~4개월은 잠 못 자고 가려움으로 고생할 텐데 견딜 수 있겠습니까?"라고 어머니께 물었습니다. 옆에 있던 아빠의 눈빛이 잠시 흔들리더군요. 하지만 엄마는 단호하게 대답하셨습니다.

"스테로이드는 답이 아닌 것 같아요. 나았으면 벌써 나았어야죠. 아무리 힘들어도 선생님의 치료법을 따르겠습니다." 눈물을 글썽이면서도 결연하게 말씀하시는 엄마의 모습에 저도 숙연해졌습니다.

"엄마가 밤마다 아이와 전쟁을 치르느라 잠을 못 잘 겁니다. 자연히 수면부족으로 인해 엄마의 신경이 극도로 날카로워질 테고요. 그러니까 아이 아빠께서 바깥일을 하고 들어오면 피곤하더라도 아이 엄마를 물심양면으로 도와주고 껴안아주셨으면 좋겠습니다. 아기 아토피를 치료하다가 부부싸움하는 분들 자주 봤거든요. 서로 양보하고 마음으로라도 도와주셔야 합니다. 3개월에서 6개월 동안 가려움과의 전쟁이 벌어질 겁니다. 그래도 참고 견디셔야 합니다. 제가 피부 면역기능을 강화해서 가렵지 않은 피부로 만들어드릴 것입니다. 저를 믿고 자신감을 가지세요."

그때부터 장시간의 상담과 함께 다양한 처방을 했습니다. 아토파인 효소 유산균, 효소스프레이, 보습제, 재생크림, 산성 비누 등이 그것입니다.

가려움증과 수면 문제뿐만 아니라 음식도 문제였습니다. 안타깝게도 음식 알레르기의 종류가 매우 다양하고 알레르기 수치도 무척 높았어요. 달걀, 콩, 토마토, 땅콩, 현미 등의 10가지 이상의 물질에 알레르기 반응을 보였습니다.

이전까지 평균적으로 주 1회 이상 스테로이드를 사용해왔다고 했습니다. 피부 상태가 너무 좋지 않아서 주1 회 한의원에서 피부치료(머드팩)를 병행했습니다. 치료 후 2개월이 지나자 발바닥, 발등부터 2차 감염이 시작되었습니다. 2차 감염은 일주일 동안 급속도로 퍼지더군요. 무릎, 팔, 얼굴 할 것 없이 수포성 고름현상이 진행되었습니다. 이와 같은 심한 전신아토피는 2차 감염으로 인한 패혈증의 가능성이 있었습니다. 그래서 피부과에서 항생제 처방을 받고 3회 복용하게 했습니다.

그러자 피딱지가 앉으면서 2차 감염의 진행이 멈추었습니다. 그렇게 한숨 돌린 후 피부치료와 면역강화 요법을 6개월간 꾸준히 시행하니, 6개월 후에는 잠을 푹 잘 수 있게 되었지요. 가렵고 붉은 기운은 아직 남아있었지만, 긁어서 생긴 상처에 피딱지가 앉으면서 피부조직이 치밀해졌습니다. 피부 각질이 증가하고 붉은 색이 돌았는데 점차 밝은 색으로 변해가더군요. 짧지 않은 치료기간에 엄마 아빠의 의견충돌이 적지 않아 보였습니다. 처음 3개월 동안 아빠의 눈빛은 불만과 불신으로 가득 차 있었어요. 엄마는 힘들지만 저를 믿고 싶어 하는 눈빛이 역력했고요. 저도 두 아이의 아빠이기에 두 분의 마음이 충분히 이해되었습니다.

6개월이 지나자 아빠의 눈빛이 안도와 신뢰의 눈빛으로 바뀌었습니다. 진료할 때 웃으면서 농담할 정도가 되었지요. 그 후에는 순조롭고 평온한 치료과정이 이어졌습니다.

1년 후, 한여름에 빡빡 밀었던 머리가 자라서 거의 단발머리가 되었습니다. 그 머리에는 귀여운 캐릭터 머리핀이 꽂혀 있었어요. 저는 깜짝 놀랐답니다. 이 아기가 남자인 줄 알았는데, 사실은 아주 희고 예쁜 피부의 여자아이였거든요. 그로부터 2년이 지나서 그 아이가 한의원에 찾아왔습니다. 아토피가 재발해서 온 줄 알았더니 비염치료를 하러 왔대요. 그 뒤로 재발이나 가려움이 없었느냐고 물었더니 피부가 너무 좋은 상태를 유지하고 있다고 했습니다.

그렇게도 아토피가 심했던 아이가 1년 만에 깨끗이 낫고, 그 후에도 재발없이 지내는 걸 보니 놀랍기도 하고 기분도 좋았습니다. 아토파인의 면역강화 요법은 고생스럽긴 하지만 피부의 자생력을 근본적으로 강화하는 치료법임을 다시 한번 실감했답니다.

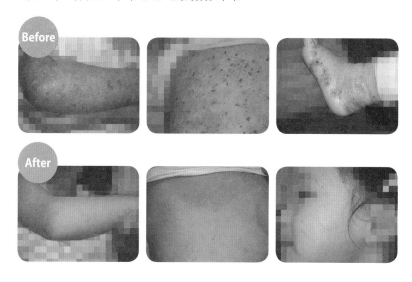

남자의 피부도
소중하니까요~

여름 장마철에 42세 남성 환자가 어머니와 부인, 그리고 딸과 함께 내원하였습니다.

얼굴은 회색빛이 돌 정도로 빛을 잃었고 군데군데 진물이 덮여 있었습니다. 얼굴에 아토피가 있으면 남성들 역시 심한 스트레스를 받을 수밖에 없지요. 가장이 난치 피부질환으로 오래 고생하다 보니 가족들 표정도 어두웠습니다. 간절한 눈빛으로 몇 번이나 "아토피가 정말 낫나요?"라고 물어보더군요.

과거력을 알아보니 어려서부터 낫지 않고 계속되어온 아토피 환자였고, 스테로이드에 대한 의존성도 높았습니다. 난치성 아토피 중에서도 최악의 케이스라고 할 수 있습니다. 아토피를 앓은 지 오래된 데다 스테로이드를 계속 사용해왔기 때문입니다. 함께 온 가족의 피부를 보니 다행히도 가족력(유전성)은 크지 않아 보였습니다.

제가 입이 닳도록 말씀드리지만, 스테로이드를 오래 사용하면 피부의 면역기능이 떨어지고 피부는 어두운 색으로 착색됩니다. 게다가 두꺼워지기까지 하지요.

그래서 스테로이드를 완전히 끊고 치료를 시작하자고 뜻을 모았습니다. 증상심화 기간은 4~6주 정도 걸리며, 향후 2~3개월 동안은 진물과 가려움으로 많이 고생하실 거라고 미리 말씀드렸지요. 이번에야말로 지긋지긋한 아토피에서 벗어나겠다는 환자분의 의지가 확고했습니다.

이분의 아토피는 여름에 심해지는 계절성이 있었습니다. 아토파인과 효소를 처방하고 머드요법을 병행하자, 여름 내내 고생하다가 가을이 되면서 진물이 멎고 피부색도 조금씩 밝아졌습니다.

탈스 과정, 즉 스테로이드로부터 벗어나는 과정과 여름에 심해지는 계절성이 겹쳐서 2~3개월 동안 고생을 많이 하셨습니다. 그래도 본인의 의지가 확고하고 가족도 응원해줘서 끝내 참아낼 수 있었다고 합니다.

머드요법을 비롯한 피부치료를 몇 달간 계속했습니다. 겨울이 되면서 가려움이 조금씩 개선되고 피부의 색도 확연히 밝아졌습니다. 가려움증이 얼마나 개선되는지, 피부색이 얼마나 맑아지는지는 아토피 치료의 예후를 판단할 때 중요한 포인트입니다.

그 후로도 계속 호전되었는데, 이듬해 7월이 되자 다시 심해졌습니다. 처음부터 여름 계절성이 있으니 다시 한 번 심해질 수 있다고 말씀드렸습니다. 그래도 나아지던 상태가 심해지자 당황하는 기색이 역력했습니다. 그러나 작년보다는 훨씬 견딜만하다고 하더군요. 참으로 길게 느껴지는 여름이었습니다. 드디어 찬바람이 불기 시작하자 환자의 피부는 극적으로 좋아졌습니다. 나무껍질처럼 어둡고 두껍던 피부에 혈색이 돌면서 얇고 밝아진 것입니다. 어머님의 눈빛에는 감동을 넘어 회한마

저도 느껴졌습니다. 40여 년이나 고생해온 아들에 대한 미안함과 뒤늦은 안도감 때문인 듯했습니다.

그 후부터는 여름 계절성이 거의 나타나지 않았습니다. 4년 정도의 치료가 끝나자 완전하게 정상 피부는 아니지만 일반인과 별 차이 없는 상태가 되었습니다. 가끔 피부 트러블이 생기면 한의원에서 일시적인 치료를 받고 효소를 받아가곤 합니다.

난치성 성인 아토피는 치료에 시간이 오래 걸리고 완치가 어려울 수 있습니다. 핵심은 스테로이드 의존성 없이 비교적 건강하고 밝은 피부를 만드는 것입니다. 이를 위해서는 피부면역의 힘을 되살려내야 합니다. 그것만이 근본적이고 유일한 해법입니다.

4년은 짧은 시간이 아니지만 이제까지 고생했던 40년, 그리고 앞으로 고생할 40년을 생각하면 긴 시간이라고 볼 수 없지 않을까요? 물론 하루라도 이 기간을 줄이기 위해, 오늘도 저와 제 연구팀은 연구에 매진하고 있답니다.

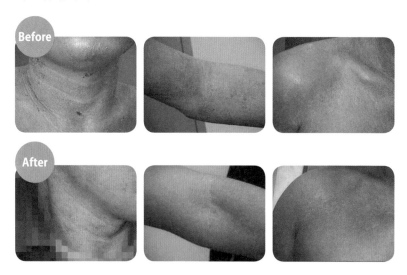

항생제, 방부제, 스테로이드는 아토피의 적!

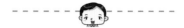

얼굴이 빨개진 8개월 된 아기가 엄마에게 안겨 내원했습니다. 생후 2개월부터 태열이 시작되는 바람에 대학병원에서 스테로이드 연고 치료를 받다가, 아토파인 한의원에서 조카가 나았다는 말을 듣고 방문한 것입니다.

지금까지 1주일에 2회 정도 스테로이드 연고를 사용했지만 낫지 않고 얼굴과 손등, 배, 등, 무릎, 발목 쪽이 울긋불긋한 상태였지요. 스테로이드를 사용했기 때문에 증상심화 과정을 심각하게 겪으리라 예상되었습니다. 어머니에게 스테로이드 연고를 끊고 치료를 시작하면 진물이 나고 가려움이 급증할 것이라고 말씀드렸습니다.

약 1주일 후부터 얼굴에 진물이 심하게 났다가 한두 달 후엔 진물이 멎고 피딱지 앉는 과정이 2개월 정도 계속되며, 그후 피부가 재생되면 약 8~10개월 정도 후에 나을 것이라고 설명해드렸습니다.

엄마는 자연요법에 대한 지식이 많았는데 아기를 위해서 육식을 제한

하고 있다고 했습니다. 그래서 "돌 이전에 음식 제한은 기본적으로 좋지 않습니다. 특별한 음식 알레르기가 심하지 않다면 음식을 골고루 섭취해야 아기에게 도움이 됩니다"라고 말씀드렸지요. 아기가 엄마 젖을 먹으면 엄마가 먹은 음식과 단백질 종류들을 섭취하게 됩니다. 이러한 과정을 통해 다양한 음식에 대한 면역 거부 반응이 없어지고 면역체계가 익숙해지는 것이죠.

그래서 이유식을 할 때 다양한 음식을 경험하게 해주어야 좋습니다. 아기의 편식습관을 없애주는 효과도 있지요. 한 달 후에 재진을 하기로 했는데, 그 사이에 2~3번의 전화 상담이 있었습니다. 얼굴에 진물이 나고 밤마다 가려워서 울다 지쳐서 잠든다고 하더군요.

너무 심하게 긁어서 피부가 해어질 정도인데 그래도 괜찮은 거냐고 하루가 멀다 하고 전화가 왔습니다. 얼굴을 보니 진물로 뒤덮여 있었습니다. 증상심화 과정이 절정에 올랐다고 추정되더군요.

"전에 말씀드렸듯이 지금 진물을 빨리 멎게 할 방법은 없습니다. 진물이 멎기까지 약 1개월이 소요됩니다. 앞으로 2~3개월 동안은 밤의 가려움과 고통을 잘 견디셔야 합니다"라고 말씀드릴 수밖에 없었지요.

효소유산균을 이유식에 타서 3, 4회 나눠서 복용하고, 효소스프레이와 보습제를 사용하게 했습니다. 증상심화기간이 끝나는 만 2개월 후부터는 면역 효소 앰플을 하루에 1~2번 바르도록 했지요.

2개월이 지나자 진물이 멎고 피딱지가 앉는 모습이 완연하였습니다. 만 3개월이 지나자 무릎과 발목 등에서 2차 감염이 생겼습니다. 범위가 넓지 않아서 항생제 처방을 하지 않고 스스로 견디게 하였습니다.

이런 경우 2차 감염 진행기간이 1주일, 피딱지 앉는 기간이 1주일, 재생기간이 1주일 정도 걸립니다. 즉 3주 정도면 피부가 거의 다 재생되고 회복됩니다.

피부가 2차로 감염되어 곪으면 3개월 후쯤에 아토피가 대부분 낫습니다. 곪는다면 고름이 생겼다는 뜻이고, 고름이 생겼다면 피부면역이 제대로 작동했다는 뜻이니까요. 즉 고름은 피부면역이 정상화되었다는 신호입니다.

이 아기의 치료 사례는 태열이 낫는 과정을 전형적으로 보여주는 케이스였습니다. 태열은 일반적으로 돌 전후에 낫습니다. 이때 만약 스테로이드를 사용하면 증상심화 과정 1~2개월, 진물과 가려움이 급증하는 기간 1~2개월, 소양증과 피딱지 않는 기간 2개월, 재생회복기간 2개월이 소요됩니다. 총 6~10개월의 치료기간이 필요한 셈이지요.

이러한 치료과정에서 중이염과 감기 등이 올 수도 있습니다. 가벼운 중이염은 항생제를 최소한으로 사용하고, 한방 중이염약으로 치료하면 귓속에 진물이 고름으로 변하면서 낫습니다. 한방치료로 중이염을 치료하면 재발이 잘 안 되는 장점이 있답니다.

이 아이는 생후 10개월쯤에 감기에 걸렸습니다. 39도의 고열이 2~3일 정도 지속되더군요. 감기에 걸렸을 때 열이 난다면 피부면역이 잘 취득되었다고 볼 수 있습니다. 당연히 아토피 치료 예후도 좋지요. 아토피에 걸린 아이는 감기에 걸리더라도 항생제와 해열제, 소염제 등을 최소한으로 사용하는 편이 좋습니다. 피부면역 취득에 도움이 되기 때문이죠.

아토피는 피부면역을 회복하는 것이 첫 번째이자 마지막 해법입니다. 그 다음으로 정상세균을 많이 확보하여 장점막과 피부점막의 생태계를 만들어주는 과정이 중요하고요. 그래서 항생제와 방부제의 사용을 엄격히 제한할 필요가 있습니다. 염소성분이 있는 수영장과 새집도 피해야 합니다.

마지막으로, 엄마 젖에는 면역효과가 있는 루테리를 비롯해 좋은 세균과 유산균 등이 풍부하기 때문에 분유보다 모유수유가 더 좋습니다. 영양분과 함께 좋은 세균과 효소를 섭취할 수 있으니까요. 물론 아기의 면역성장에 여러모로 도움이 됩니다.

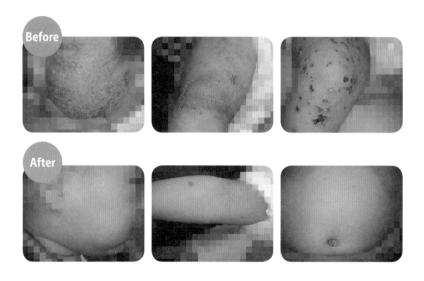

이것이
피부면역이다!

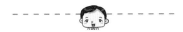

대구에서 30대 젊은 부부가 9개월 된 아이를 안고 내원했습니다. 얼굴, 팔, 다리, 몸통 전체에 발진과 진물이 덮여있었지요. 생후 2개월부터 몸에 부스럼이 났다가 사라졌고, 생후 6개월부터 태열이 얼굴과 몸통에 나타났다고 합니다. 온몸이 발긋발긋해져 있고 가려움 때문에 힘들어했습니다.

100일까지는 모유수유를 하다가 그 이후로는 분유를 먹여왔다고 합니다. 생후 5개월에 감기에 걸려 열이 나고 기침을 해서 소아과 치료를 받은 적이 있고요. 문제는 피부과에서 1% 스테로이드 연고를 2개월간 사용한 점이었습니다. 다행히 스테로이드를 끊은 뒤 대구의 한의원에서 한 달간 한방치료를 받다가 우연한 기회에 아토파인을 알게 되어 찾아 왔다고 했어요.

아기의 피부상태를 보니 2차 감염이 한창 진행되고 있었습니다.

"증상이 심해진지 한 2주 정도 되었지요? 그리고 3~4일 전부터 진물이 심해지지 않았나요?"

"네, 맞습니다. 1주일 전부터 진물이 나더니 3일 전부터 온몸에 급속도로 번지면서 심해졌습니다."

피부상태를 보니 농가진 등의 2차 감염이 약 일주일에서 10일가량 진행된 후에 차츰 호전되리라 예측되었습니다. 효소와 아토파인 외에도 피부 치료(머드 치료)를 일주일에 세 번 할 수 있으면 좋겠다고 말씀드렸지요. 그래서 시댁에서 머물면서 주 3회 피부치료를 시작하였습니다.

이유식에 효소유산균을 하루에 두 번씩 타 먹이고 효소 스프레이, 보습제, 산성 비누, 크림, 머드팩 등을 사용하여 종합적으로 치료해나갔습니다. 한 달이 지나자 피부가 살아나기 시작했습니다.

이 과정에서 아기가 감기에 걸렸습니다. 체온을 재보니 38도 정도였습니다. 물론 해열제를 사용하지 않고 견디기로 했지요. 아토피 환자의 몸에 열이 나면 가려움이 많이 줄어듭니다. 피부면역이 왕성하게 활동하기 때문이죠. 나중에 들어보니 몇 번 보채기는 했지만 거의 긁지 않고 잠을 잘 잤다고 해요.

이것이 바로 피부면역입니다. 피부면역의 특징은 포식활동을 하면서 고름과 가래, 눈곱, 코딱지, 누런 코, 종기, 다래끼, 뾰루지 등을 만든다는 것입니다. 피부면역이 활성화되면 나면 몸살과 통증, 고열이 나타납니다.

반대로 알레르기 면역은 혈액 면역 혹은 2차 면역이라고 합니다. 병원균이 우리 몸속에 들어오면 알레르기 면역이 1대 1로 항원-항체 반응을 합니다. 즉 꽃가루나 먼지, 진드기, 땅콩, 돼지고기 등의 다양한 요인에 대해 1대 1로 선택적인 반응을 보입니다.

이러한 알레르기 면역이 몸속이 아니라 피부 위에서 작동하면 다양한 부작용과 함께 극심한 가려움증을 유발합니다. 이것이 바로 아토피와 태열입니다.

즉 아토피 환자는 피부면역이 약하고 알레르기 면역, 즉 혈액면역이 발달했죠. 그러므로 당연히 피부면역을 강화해주는 방법이 치료의 핵심입니다. 피부면역이 충분히 강하면 혈액면역이 피부에서 작용할 이유가 없기 때문이지요. 이러한 원리를 모르고 순간적인 효과를 위해 면역억제제인 스테로이드를 쓰는 일이 앞으로는 없어야겠습니다.

이 아기는 열이 난 후에 갑자기 피부가 호전되어 치료 후 3개월 만에 깨끗한 피부가 되었습니다. 그 후 한 번도 재발하지 않고 잘 크고 있어요. 아기가 이렇게 빨리 나은 이유는 감기를 앓았기 때문입니다. 감기가 아토피를 낫게 했다는 게 아니라 감기에 걸려 열이 잘 나는 걸로 볼 때 피부면역의 잠재력을 충분히 갖췄다는 말입니다.

물론 아토파인의 면역 강화 효과도 빼놓을 순 없겠지요. 이 아기는 지금도 아토파인 보습제와 산성 비누를 꾸준히 사용합니다. 감기에 걸리면 소아과에 가서 약을 먹지 않고 발효도라지 청을 먹고요.

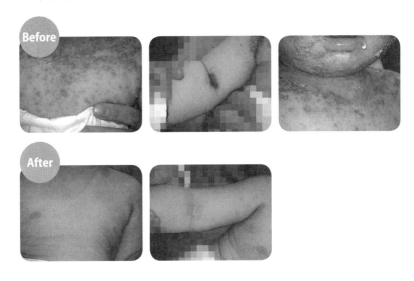

아토피 진짜 나았습니다

엄마의 눈물,
아기의 웃음

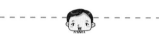

생후 4개월 된 영아가 태열로 내원했습니다. 얼굴에만 발적과 진물이 나타나는 태열이었습니다. 이 아기도 스테로이드 연고를 몇 차례 사용한 터라 2~3주 정도의 증상심화 과정을 겪었습니다. 다행히 2개월가량 지나자 진물이 완전히 멎고 피딱지가 잘 앉더군요. 이유식을 시작했지만 음식 알레르기도 별로 없었습니다. 치료도 순조롭고 예후도 좋은 경우였습니다.

아토피에 대해 설명해드리면 이해도가 매우 높아서 의아했는데 나중에 알고 보니 엄마가 약사더군요. 《아토피 희망 보고서》를 읽은 젊은 부모들은 제 설명을 쉽게 이해하는 편이지만 엄마의 이해력이 특출하다 싶었는데 역시나 업계 선수(?)였던 것이죠. 하하.

그 치료가 진행되는 어느 날이었습니다. 그분이 친정 부모님과 함께 오셔서 눈물을 흘리는 게 아닙니까? 아기 태열 치료 문제로 시어머니와 갈등이 생겨서 매우 속상하다고 했습니다.

아토피 치료는 시간이 오래 걸리는 데다 가려움증과 수면장애 때문에 많은 고통이 따릅니다. 이러한 고통은 환자 본인뿐만 아니라 주변 사람들도 힘들게 합니다. 특히 눈에 넣어도 아프지 않을 아이가 괴로워하는 걸 보면 신경이 예민해질 수밖에 없지요.

그래서 치료 방법과 치료 과정에 대한 가족 간의 합의와 합심이 중요합니다. 그분도 사랑하는 아기를 치료하겠다는 일념 하나로 약사로서의 자존심도, 가정의 불화도, 시댁과의 트러블도 끝까지 인내하셨습니다.

아토파인만 믿고 참아낸 괴로움의 시간은 헛되지 않았습니다. 치료를 시작한 지 4개월이 지나자 발적(red) 현상이 거의 소실되고 잠도 잘 자게 되었습니다. 아토피 때문에 땀도 잘 나지 않았는데, 이제는 가려움증 없이 깊이 잠든 조그만 얼굴에 땀이 송골송골 맺힌다고 합니다. 음료수 한 상자를 제 책상 위에 멋쩍게 올려놓으며 환하게 미소 짓던 모습이 눈에 선합니다.

이 케이스는 아토피 치료가 가족의 화목을 깰 수도, 더 단단하게 할 수도 있다는 사실을 알려준 케이스입니다. 그 후로는 아토피 진료 시에 가능하면 집안 어른들께도 같이 설명해드리려고 합니다. 온 가족이 합심(合心)하는 일이 치료의 중요한 부분임을 깨달았기 때문이지요.

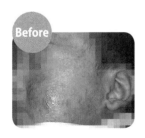 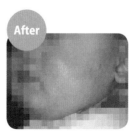

아토피 진짜 나았습니다

검도 소년이 겪은
새집증후군

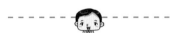

중학교 1학년 남학생의 케이스입니다. 아토피는 어릴 때 팔다리 접히는 부위에만 조금 있었는데 피부과 연고를 사용할 정도로 심하지는 않고 여름에만 조금 심해지곤 했다더군요.

그런데 지난해 여름부터 검도를 배우는데 땀을 흘리면 이마가 빨갛게 변하면서 가려움이 시작되었다고 해요. 그 후에 등, 배, 팔, 다리까지 퍼지면서 심해졌다고 합니다. 특히 작년 5월에 이사하면서 가려움이 더욱 증가했습니다.

이사한 집이 지은 지 얼마나 된 곳인가 했더니 1년 조금 넘은 아파트였어요. 2년이 지나지 않은 새집은 아토피에 악영향을 줄 수 있습니다. 아토피 환자는 새집뿐만 아니라 염소성분이 있는 수영장, 새 가구, 방부제, 표백제 등의 사용을 철저히 조심하는 게 좋습니다.

이사 후에 검도를 하면서부터 이마와 얼굴 등이 빨개지며 가려워진 상황입니다. 피부과 치료를 받았는데, 제대로 낫지 않은 상태에서 겨울이 지나고 봄이 되자 갑자기 심해졌다고 해요. 마침내 피부과 연고도 듣지 않는 상황에 이르자 한의원으로 찾아왔습니다.

이 남학생도 연고를 사용했기 때문에 4~6주간의 증상심화 과정이 예상된다고 설명해주었습니다. 검도를 하면서 땀이 많이 나느냐고 물었더니 땀이 무척 많이 난다고 했어요. 땀이 나면 더 빨개지고 더 가려워지는데 계속해도 되냐고 묻기에, 땀을 빼는 것이 아토피 치료에 도움이 되니 얼마든지 땀을 흘려도 좋다고 말해주었습니다.

그러나 앞으로 한 달 정도 증상심화 과정이 지속될 것이기 때문에 잠시만 검도를 중단하는 게 좋겠다고 했습니다. 증상심화 과정 자체도 힘든데 땀까지 많이 나면 참기 힘들 정도로 괴롭기 때문이지요.

일단 아토파인 효소유산균, 아토파인 보습제, 효소 스프레이, 크림, 산성 비누를 처방하였습니다. 한 달 후에 다시 내원했는데 얼굴, 이마, 뺨, 귀에 진물이 흥건하게 맺혀 있었지요. 거의 잠을 자지 못할 정도로 가렵다고 하더군요. 다행히 등과 배는 진물까지는 나지 않고 빨갛게 변한 채로 건조해진 상태였습니다. 그래서 증상심화 과정이 거의 끝났다고 보고, 아토파인 면역 앰플을 처방했습니다.

다시 한 달 후에 내원했을 때는 진물이 거의 멎었고 피딱지가 앉아 있었습니다. 그래서 검도를 열심히 해서 땀을 빼며 치료해나가기로 했습니다. 이때부터는 일주일에 한 번씩 머드팩 치료를 실시했지요.

머드팩 치료는 원적외선 매트로 몸을 구우면서 땀을 내게 하는 치료입니다. 머드팩과 원적외선 매트에서 나오는 원적외선과 음이온이 피부를 재생하고 피부조직을 치밀하게 만들어 줍니다.

검도를 좋아하는 이 아토피 환자는 새집증후군과 아토피에서 조금씩 벗어났습니다. 각질이 증가하면서 피딱지가 잘 앉고, 피부가 선분홍색으로 밝아졌습니다. 치료과정이 양호하고 예후가 좋으리라 예상했지요.

이렇듯 아토피의 과거력이 심하지 않고, 피부과 연고를 1년 이상 사용하지 않았으며 원래 피부가 깨끗하면 치료의 예후가 좋은 편입니다. 과거의 좋았던 피부로 되돌려놓으면 되는 것이니까요.

1년에 5~10cm씩 자라는 성장기에는 피부가 성장하는 만큼 피부면역이 뒤따라 성장하지 못하는 경우가 많습니다. 이런 이유로 아토피가 심해지거나 재발할 수 있지요. 더구나 청소년기는 호르몬이 불안정하고 입시로 스트레스도 많이 받기 때문에 얼굴과 목, 눈 주위를 중심으로 아토피가 발생할 확률이 높습니다.

예민한 사춘기에 아토피가 생기면 창피한 마음에 스테로이드를 남용할 우려가 있습니다. 그래서 만성화되기도 하고 아토피 증상이 더 심해지기도 합니다. 다행히 이 환자는 부끄러움을 견디며 자신감을 가지고 꾸준히 치료했습니다. 그 결과 6개월 내로 몰라볼 정도로 반짝반짝한 얼굴 피부를 되찾을 수 있었지요.

가을이 되면 검도 대회에도 나간다고 자랑했습니다. 배 부위의 닭살과 착색이 조금 남아있지만, 가려움이 거의 없이 생활할 수 있어서 참 행복하다고 했지요. 이 환자는 특히 면역 앰플과 머드팩의 효과를 많이 본 케이스입니다. 제가 개발한 면역 앰플과 머드팩의 피부면역 강화효과를 확인한 셈이라서 무척 기분이 좋았어요.

그 후 6개월 동안 효소유산균을 하루 한 번씩 복용하게 했습니다. 그러자 닭살과 착색이 완전히 사라졌고, 계절성과 새집증후군도 없어졌습니다. 치료가 종결된 후에도 여름 아토피나 새집증후군이 재발되지 않고 잘 생활한다고 하네요.

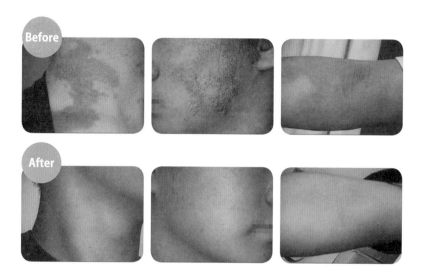

아토피 진짜 나았습니다

아토피는
반드시 낫습니다

파주에 사는 부부가 만 2세 아이를 데리고 왔습니다. 500원짜리 동전 크기의 화폐상 습진이 등과 가슴, 얼굴, 발등을 비롯한 몸 전체에 동글동글하게 퍼져 있었습니다. 온몸에 진물이 흐르고 극심한 가려움증을 호소했습니다.

부모님과 이야기를 나눠보니 아빠 쪽에 가계력, 즉 유전성이 있었습니다. 아빠 형제 중에서 아토피 환자가 있고, 특히 할아버지께서 천식과 피부질환 등으로 고생하셨다고 합니다. 가계력이 완연해서 치료가 쉽지 않다고 말씀드렸습니다. 성장하면서 만들어지는 피부 자체가 알레르기성 피부이기 때문에, 보통 아토피보다 시간이 두세 배 걸리고 고생도 심하니까요.

하지만 엄마의 눈에서는 강한 결심과 각오가 느껴졌습니다. 시간이 걸리더라도 믿고 따라가겠다는 굳은 신념을 보이셨습니다. 이렇게 확실한 신뢰를 보이면 치료하는 사람으로서 더욱 힘이 나고 열심히 하게 됩니다.

아니나 다를까, 치료 과정은 더뎠고 호전 반응은 잘 보이지 않았습니다. 이 과정에서 부모님과 환자 모두 고생을 많이 하셨습니다. 그래도 이 인삼각 달리기를 하는 마음으로 꾸준히 치료해나갔습니다. 그러자 조금씩이지만 확실한 변화가 보였습니다.

이 가족은 가을이 지나서 처음 내원하셨는데, 이듬해 5월이 되자 피부에 진물이 줄어들고 꾸덕꾸덕해지는 것이 확연히 보였습니다. 가렵고 진물 나는 부위가 반 이하로 줄어들고 밤에도 더 편히 잘 수 있게 되었습니다.

하지만 그해 가을이 되자 다시 진물이 나고 습진이 생겼습니다. "가을에 심한 아토피"였던 아이가 본격적으로 증상심화 과정에 돌입한 것입니다. 거의 1년이 지났는데 다시 증상이 심화되니 부모님도 적잖이 혼란스러워하셨어요. 부모님과 많은 이야기를 나누었습니다. 가계력이 있으면 원래 시간이 오래 걸리므로 인내심을 가져야 한다고 다시 한번 간곡히 부탁드렸지요.

그러나 이런저런 이유로 치료가 6개월 정도 중단되었습니다. 6개월 후, 이 가족이 다시 내원하였습니다. 스테로이드가 없는 줄 알고 모 브랜드의 보습제를 사용했는데, 뉴스를 보니 그 보습제에 스테로이드가 들어있다고 해서 깜짝 놀라 달려왔다고 합니다. 스테로이드가 있는 줄 알았다면 절대로 사용하지 않았을 텐데, 제품 포장 어디에도 스테로이드라는 단어가 없어서 안심하고 발랐다고 하더군요.

당장 그 보습제를 끊고 다시 치료를 시작했습니다. 탈스과정, 즉 스테로이드에서 벗어나는 과정을 또 겪어야 하는 상황이었습니다. 길고도 고통스러운 시간이 다시 시작되었습니다. 하지만 스테로이드를 계속 사용했다면 정말 돌이킬 수 없는 상태가 되었을지도 모릅니다.

증상심화 과정으로 고생하는 아이를 보며, 어쩐지 효과가 너무 좋아서 이상하다고 생각했다면서 눈물을 흘리셨습니다.

2년 정도 치료 끝에 피부가 많이 좋아졌습니다. 90%는 정상 피부가 되었고 나머지 10%에만 약간의 아토피 증상이 남아 있습니다. 그래도 피부색이 맑아졌고 피부 조직도 치밀해졌습니다. 이 상태를 유지하면서 피부가 정상적으로 성장하고 있습니다. 별다른 가려움증이나 진물 없이 무럭무럭 자라는 모습을 보니, 치료하는 저도 참으로 보람을 느낍니다.

원래 이 아이는 음식 알레르기가 심했습니다. 새우, 게, 과일, 견과류 등등 셀 수 없이 많은 음식에 알레르기 반응을 보였지요. 하지만 이 무렵부터는 각종 고기와 해산물, 견과류까지도 마음껏 먹을 수 있게 되었답니다.

유전적인 경향성이 있으면 치료에 한계가 있을 수 있습니다. 앞에서 말씀드렸듯이, 성장하면서 새로 만들어지는 피부 자체가 아토피성을 띨 수 있기 때문입니다. 그래서 성장기 아토피를 치료하다 보면 보호자분들이 자꾸 재발한다고 오해하곤 합니다.

안타깝지만 지름길은 없습니다. 성장함에 따라서 반복적으로 치료해주는 방법이 최선입니다. 특히 가계력까지 있다면 신중하고 끈기 있게, 멀리 보고 치료해야 한다는 점을 잊어서는 안 됩니다. 그래야 피부면역이 근본적으로 개선됩니다. 가계력이 있더라도 우직하고 꾸준하게 치료를 해나가면, 언젠가는 아토피가 완치될 수 있다고 분명히 말씀드립니다.

정목스님의 말씀대로 "달팽이가 느려도 늦지 않다"는 생각으로 꾸준히 치료해나가면 반드시 좋은 결과를 얻을 수 있습니다. 아토피는 반드시 낫습니다.

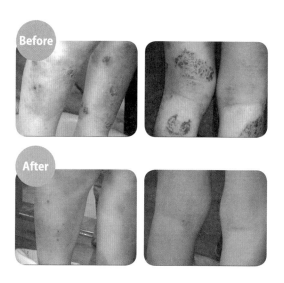

아토피 진짜 나았습니다

치료사례 15 태열 (1)

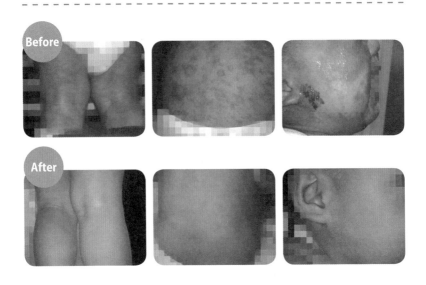

치료사례 16 태열 (2)

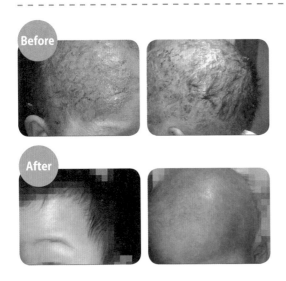

치료사례 17 2차 감염 (1)

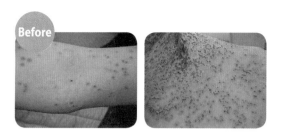

치료사례 18 2차 감염 (2) 농가진

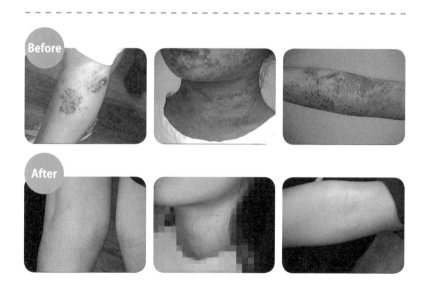

아토피 진짜 나았습니다

치료사례 19 청소년 아토피

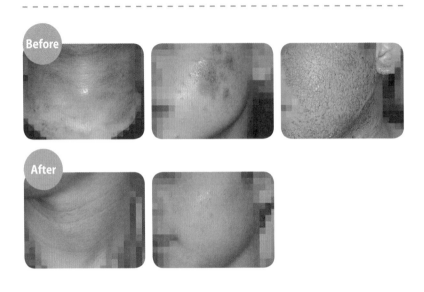

치료사례 20 습진성 아토피

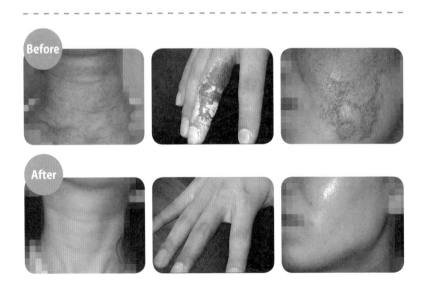

부
록

아토피 피부염의 면역학적 연구에 관한 논문과 항생제, 포도상구균이 아토피에 미치는 영향에 대한 연구논문 등을 소개하고자 합니다.

아직도 전세계의 수많은 아토피 환자가 고통받고 있습니다. 지금 이 순간에도 많은 연구자와 기업이 아토피 완치를 위해 노력하며 다양한 의약품 개발에 헌신하고 있습니다.

이중에서도 제가 개발한 "발효도라지"와 "효소시대"는 피부 면역 강화와 정상세균총 유지에 탁월한 효과를 보여주고 있습니다. 다음의 논문에서 확인해 보시죠.

아토피에 대한
발효도라지의 면역치료효과

- - - - - - - - - - - - - -

Improvement of Atopic Dermatitis-Like Skin Lesions by *Platycodon grandiflorum Fermented by Lactobacillus plantarum* in NC/Nga Mice

(국제 약리 학술지 'BIOLOGICAL & PHARMACEUTICAL BULLETIN' 2012년 8월 게재, 교신저자 김정진 박사, 경희대 배현수 교수)

한의학에서 한약재로 널리 사용되어왔던 도라지(한약재명:길경)를 김치 유산균으로 발효한 발효도라지가 면역효과를 통해 아토피 피부염의 치료와 예방에 효과적이라는 연구 내용이다.

김정진 박사 연구팀은 아토피가 발현된 쥐(NC/NGA 마우스)에게 발효도라지를 먹인 결과, 면역세포의 Th1, Th2 밸런스를 조절하여 피부의 면역기능의 밸런스 향상을 통해 아토피에 대한 치료 및 예방효과가 있음을 입증하였다.

본 실험은 김치유산균의 일종인 Lactobacillus plantarum(LP)으로 국내산도라지(Platycodon grandiflorum)을 발효시킨 발효도라지가 Interferon (IFN)-gamma를 마우스 비장세포에서 증가시키는 것을 확인하였다.

아토피 피부염 전용 실험동물 모델인 NC/Nga 마우스에 아토피 피부염을 유발시킨 후, 발효도라지를 경구투여 하여 아토피 피부염의 지표인 T helper(Th) 1과 Th2 및 Immunoglobulin(Ig) E, G1, G2a를 확인하였다. 또한 아토피 피부염을 유발하는 마우스의 피부조직의 변화양상도 확인하였다.

발효도라지군의 비장세포에서도 Th1 계열의 사이토카인인 IL-12p40과 IFN-gamma가 증가하였으며, Th2 계열의 사이토카인인 IL-4와 IL-5는 감소하였다.

따라서 아토피 피부염을 유발하는 마우스에 발효도라지를 경구투여 하여 Th2 반응을 억제하고, Th1 반응을 증가시키는 결과를 확인하였다. 또한 이 결과로 발효 도라지는 안전하고 아토피 피부염 예방에 효과적임을 나타내었다.

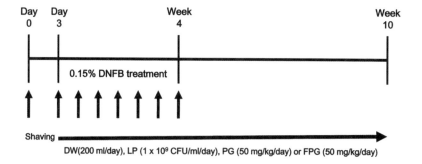

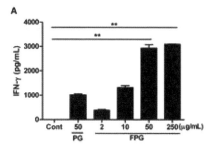
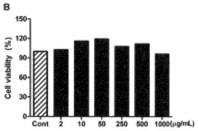

A 그림은 길경보다 발효도라지가 IFN-gamma를 더 많이 유도하는
결과를 보여주고 있다. B 그림은 발효도라지가 독성이 없음을 보여준다.

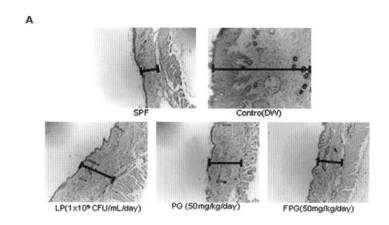

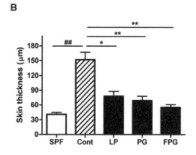

이 사진은 아토피 피부염 전용 실험 동물의 피부 조직으로 확인한 실험이다. 대조군보다 LP 유산균(김치유산균), 도라지에서 호전 상태를 보여주었지만 발효도라지가 가장 높은 개선 상태를 보여준다. 다음 그래프는 피부 두께를 수치로 나타내었다.

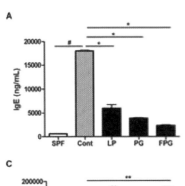

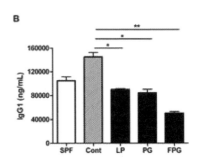

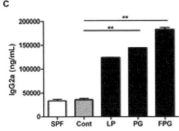

이 그림은 실험동물의 혈청에서 Immunoglobulin E, G1, G2a를 확인하였다. 아토피 피부염은 일반적으로 IgE와 IgG1이 항진되어 있으며, IgG2a가 낮게 발현되어 있다. 발효도라지는 경구투여한 실험동물군에서 IgE와 IgG1의 눈에 띄는 감소와 IgG2a의 가장 높은 발현을 확인하였다.

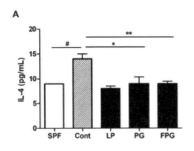

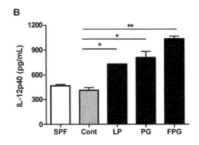

이 그림은 아토피 피부염 각 실험동물군에서 혈청을 분리하여 Th1 cytokine인 IL-12p40과 Th2 cytokines인 IL-4를 확인한 결과, Th2인 IL-4는 모든 실험군에서 감소하였으며 IFN-gamma의 전구체 역할을 하는 IL-12p40는 발효도라지에서 가장 높은 발현을 확인한 결과이다.

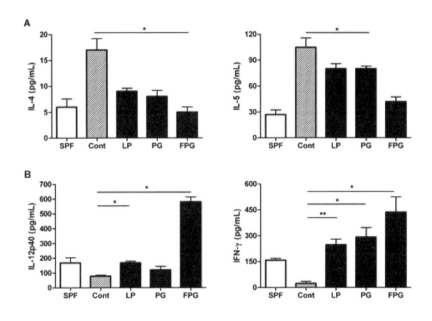

이 그림은 아토피 피부염 각 실험동물군에서 비장세포을 분리하여 Th1 cytokine인 IL-12p40과 IFN-gamma를 확인하였으며, Th2 cy-tokines인 IL-4와 IL-5를 확인한 결과, IL-4 와 IL-5에서 발효도라지가 가장 낮은 발현을 나타내었으며, Th1 cytokines에서도 발효도라지 실험군이 가장 높은 발현을 확인한 결과이다.

아토피쥐 모델에서의 도라지의 TH1 TH2 면역반응의 조절 효과

Inhibitory effect of Platycodon grandiflorum on TH1 and TH2 immune responses in a murine model of 2,4-dinitrofluoroben zene - induced atopic dermatitis - like skin lesions.

BACKGROUND: Platycodon grandiflorum is a traditional Asian medicine that is used to treat pulmonary and respiratory allergic disorders.

OBJECTIVE: To investigate the effects of P grandiflorum in vivo in an animal model of atopic dermatitis (AD), with particular emphasis on its effects on $T_{(H)}1$ and $T_{(H)}2$ immune responses.

METHODS: We established a model of AD-like skin lesions in NC/Nga mice. After oral administration of P grandiflorum, we measured cytokine and immunoglobulin profiles along with histologic examination of skin.

RESULTS: P grandiflorum was nontoxic in a 2,4-dinitrofluoro-benzene-induced model of AD-like skin lesions in NC/Nga mice. AD symptoms in skin lesions improved after oral administration of P grandiflorum. IgE secretion was significantly downregulated in P grandiflorum-treated animals, accompanied by decreased levels of interleukin (IL) 4 and IgG1 and increased serum levels

아토피 희망 보고서

of IL-12p40 and IgG2a. In isolated splenocytes, the production of the T(H)1 cytokines IL-12p40 and interferon- was upregulated by P grandiflorum, whereas the levels of the T(H)2 cytokines IL-4 and IL-5 were downregulated in a mouse model of AD-like skin lesions.

CONCLUSIONS: These results suggest that P grandiflorum inhibits the development of AD-like skin lesions in NC/Nga mice by suppressing the T(H)2 cell response and increasing the T(H)1 cell responses. Our results indicate that P grandiflorum is safe and effective as a natural herbal medicine for the treatment of AD-like skin lesions.

Ann Allergy Asthma Immunol. 2011;106;54-61.

* 이 논문은 도라지가 아토피에 효용이 있음을 증명한 논문입니다. 저 김정진과 경희대 배현수 교수가 공동 교신저자로 제 실험실에서 연구한 논문입니다.
도라지는 예로부터 감기와 기관지 질환 등에 널리 사용된 식품입니다. 이 논문에서 알레르기와 아토피에도 효과가 있음을 증명한 의의가 있다고 봅니다.

스테로이드와 금단현상

Corticosteroid Addiction and Withdrawal in the Atopic : the Red Burning Skin Syndrome.
Marvin J. Rapaport, MD., Mark Lebwohl, MD., 2003

이 논문은 스테로이드 사용 중지에 의한 금단현상(withdrawal symptom)에 대하여 임상적으로 연구한 내용을 담고 있다.

만성 눈꺼풀 피부염을 비롯한 얼굴 중심의 아토피성 질환자 중에서 스테로이드를 오랫동안 반복적으로 사용하여도 낫지 않은 환자 100명을 대상으로 보고했다. 이 환자들은 국부 코르티코 스테로이드 치료를 오랫동안 받아왔고 대부분이 그 함량이 올라가고 사용빈도도 늘어가는 경향이었다. 스테로이드를 중지함에 따라 금단현상들이 나타났는데, 그 증상으로 심한 홍조(Burning)와 가려움, 부종현상이 심각하게 나타났다.

여기서 저자는 이 경우를 '스테로이드 중독'으로 표현했다. 이런 금단현상은 스테로이드 사용 횟수와 그 기간에 비례하여 심하게 나타나는 경향을 보였다. 대상 환자 중 13명은 심각한 금단현상을 견디지 못하고 스테로이드 중단에 실패하거나 다른 의료 치료를 받아서 알 수 없었지만 나머지 환자는 대부분 금단현상을 겪고 난 후 일정기간이 지나서 호전되었다.

이 논문에서는 'red face syndrom', 'pos-laser-peel syndrom', 'status cosmeticus' 등으로 증상에 따른 병명을 붙였지만 이 모두가 아토피 범주에 속한다.

이 논문은 스테로이드를 사용해서 오랫동안 낫지 않거나 재발되는 경우에는 스테로이드의 중독현상과 금단현상을 야기할 수 있고 치료에 도움이 되지 않는다는 사실을 말해주고 있다.

또한 '탈스' 현상이라고 부르는 증상을 여기서는 금단현상(withdrawl symptom)이라 표현했는데 빨개짐(홍조, burning)과 부종이 특징적이며 임상적으로 진물이 날 수 있고 이 과정이 짧게는 1개월, 길게는 1년 이상 지속되는 경우도 관찰되었다.

*이 경우는 스테로이드 사용을 중지한 후 금단현상이 일정기간 지나가고 피부면역 조절이 스스로 될 때 낫게 되는 경우라고 생각됩니다.

아토피와 자연면역

Cytokine Milieu of Atopic Dermatitis, as Compared to psoriasis, Skin Prevents Induction of Innate Immune Response Genes.
Ichiro Nomura 등

이 논문은 '건선과 비교하여 아토피 환자 피부에서의 면역 단백 환경이 자연면역 반응에 관계하는 유전자의 유도가 저해된다'라는 제목으로 2003년 〈Journal of Immunology〉에 실린 논문이다.

논문의 요점을 말하자면 아토피나 건선은 피부에 잘 발생하는 피부염이지만 두 질환의 피부면역 환경은 차이가 있다는 것이다. 피부생검(biopsy)을 통해 면역 유전자 발현 경향에 대하여 정상인, 건선, 아토피 환자의 차이를 분석하였다.

아토피 환자의 피부에서는 자연면역유전자(HBD-2, IL-18, iNOS)의 발현이 감소되는 경향을 보였다. 한편 Th2 면역단백(IL-4, IL-13, HBD-3)은 상승되어 있고 아토피 환자의 염증이 있는 상태의 피부에서 염증 면역단백(TNF-, IFN-, IL-1)은 비교적 낮은 레벨을 보였고 Th2 면역단백인 IL-4, IL-13은 높은 경향이 뚜렷했다.

이 논문으로 볼 때 아토피 환자의 염증단백은 제일 낮은 경향이고 건선환자 피부의 염증단백 발현은 매우 높았다. 여기서 염증단백질은 Th1 계열의 면역계에 속하며 자연면역에 관계하는 면역단백질이다. 그러므로 아토피 환자 피부의 자연면역에 관계하는 면역세포 발현이 절대적 약화상태임을 증명해주는 논문이다(Th1 〈 Th2).

*다시 말하면 아토피에서 염증은 약이고 건선에서 염증은 독인 셈입니다. 즉 아토피 질환은 피부에서 자연면역계를 강화해주는 약이 필요하다는 사실을 말해줍니다. 그러므로 '인터페론 감마'와 같은 염증에 관계하는 면역단백질을 높이는 약물이 아토피 치료제로 자리매김하는 것이 바람직함을 보여줍니다.

아토피와 항생제 영향

Antibiotic use in early childhood and the development of asthma.
K. Wickens 등 New Zealand

이 논문은 유아기의 항생제 사용이 천식 발생에 미치는 영향에 대한 것으로 뉴질랜드의 루돌프 슈타이너 학교의 어린이를 대상으로 한 설문조사를 통한 통계 논문이다.

결론적으로 항생제 사용이 천식 발생에 상당한 영향을 끼친다고 나타났고 특히 1살 이전에 사용하면 더 의미 있는 영향을 미친다고 나타났다.

이 논문의 토론 내용에서 유아기의 바이러스, 세균 감염 등의 경향이 Th1 면역 반응을 상승시켜주어 아토피의 발생 예방에 도움이 된다는 가설을 이야기한다. 한편 장내 세균총(bowel flora)이 항생제에 의해 변화됨으로써 Th1 면역계에 좋지 않은 영향을 미친다는 토론 내용도 흥미롭다.

*이 논문을 통하여 항생제 사용은 장내 세균 환경을 파괴하고, 성장기의 자연면역 취득에 악영향을 미쳐 그 결과 천식이나 아토피에 걸릴 확률이 높아진다는 사실을 상기시켜주는 주목할만한 논문이라고 생각됩니다.

발효와 아토피

Anti-allergy properties of fermented foods: an important immunoregulatory mechanism of lactic acid bacteria.
M. I. Cross 등

'발효음식의 항 알레르기 특성: 젖산 박테리아가 주요 면역조절 작용을 하는가?'라는 제목의 논문이다.

여러 논문을 통해 요구르트 같은 발효음식의 섭취가 아토피 증상을 완화해주고 알레르기 증세를 감소시킬 수 있다는 가설이 많이 연구되고 있음을 알 수 있다.

발효음식의 항 알레르기, 항 아토피 효과는 면역조절능을 밝힘으로써 증명되고 있다. 이 논문에서는 젖산균(Lactic acid bacteria)의 Type Ⅰ과 Type Ⅱ 인터페론 레벨을 상승시키는 효과와 Th1 계열의 면역단백을 높이고 Th2 계열의 면역단백을 낮추는 등의 면역조절 메커니즘을 밝혔다.

* 젖산균 이외에도 김치유산균, 루테리균 등 많은 세균의 세포벽 또는 발효산물 등에서 면역조절능을 통한 항 아토피 효과가 있음이 계속 알려지고 연구되는 추세입니다. 김치, 된장, 간장, 고추장, 치즈 등 많은 발효음식을 섭취함으로써 아이들 면역과 영양에 긍정적 영향이 있다는 사실을 알 수 있습니다. 특히 면역학적으로 항 아토피 효능이 있는 유산균과 항 아토피 기능이 있는 생약을 발효함으로써 약효를 배가하는 '아토파인' 발효물과 '콤비히브 유산균' 역시 이러한 면역 조절 컨셉으로 개발된 치료제입니다.

아토피와 포도상구균

Microbial colonization and atopic dermatitis
Antonie Roll 등

이 논문은 아토피 환자의 피부에서 포도상구균과 미생물이 아토피에 미치는 영향을 실험, 보고한 것이다.

여러 논문에서 포도상구균(staphylococcus aureus)은 아토피 환자 피부에서 8~20배까지 관찰된다고 나와 있다. 그리고 이 세균은 슈퍼안티젠으로 작용해서 Th2 면역계를 활성화하여 IgE 분비가 증가하게 한다. 그리하여 가려움증과 아토피 증세가 악화하는 주요한 요인으로 작용한다고 했다. 또한 이 논문은 포도상구균의 증식은 바이오 필름(biofilm)으로 피부에 깔려서 피부의 pH를 높여 피부환경에 적절한 산성유지를 못하게 하고, 땀 속에 필요한 IgA 분비를 저하시킨다고 했다.

산성 pH유지(pH5.5)를 못하면 피부에 유해한 세균이 늘어나 아토피 증세가 악화한다. 또 IgA 분비 저하는 피부면역계에 1차 방어능력을 저하시키는 결과를 낳아 아토피 피부에 필요한 면역기능에 장애를 초래한다. 그리고 포도상구균의 증식으로 각질층의 지질성분이 부족해져서 피부가 건조해지고 피부조직 유지가 힘들어지는 결과 더욱 아토피 증세가 악화됨을 보여준다.

이 논문에서는 포도상구균이 아토피 피부에 악영향을 주는 것을 면역학적 그리고 조직학적 측면에서 자세히 설명해준다. 항생제 사용을 줄여서 유익한 정상세균을 많이 기르는 것이 중요하다.

* 이 논문에서 보듯이 정상세균으로 하여금 포도상구균과의 세력싸움을 통해 억제하는 것이

바람직한 방법이 될 수 있습니다. 또한 각질층의 세라마이드(지질)는 건조한 각질층을 보호유지해 줄 뿐만 아니라 포도상구균의 생착 증식을 줄여주는 효과를 발휘합니다. 그래서 보습제 등 외용제에 피부면역 활성물질과 세라마이드를 함유하는 것이 필수적입니다.

아토피와 기회감염

Atopic disorders : a default pathway in the absense of infection.
klaus J. Erb

이 논문은 외부 감염의 부재로 인해 즉, 자연면역 반응의 부족한 경험으로 인한 아토피 증상의 심화에 대한 논문이다.

이 논문은 감염의 경험은 자연면역 증가에서 아토피 증상의 심화와 발달에 좋은 방향으로 강력한 영향을 줄 수 있다고 분석했다. 홍역, 백일해, 독감 그리고 결핵과 같은 질병에 따라 유도된 강력한 Th1 반응으로 많은 양의 인터페론 감마(IFN-gamma)가 분비되어 아토피 증상을 저해하는 반응을 설명하였다. 인터페론 감마가 시험관 내의 실험(in vitro)과 생체 조건의 실험(in vivo)을 통해 Th2의 면역 반응을 감소하는 반응을 설명하였다. 이는 Th2 반응이 아토피의 증상을 악화시키는 반응을 보이기 때문이라고 설명하였다.

다시 말해 아토피의 치료 조건으로 Th1 면역단백인 인터루킨-12(Interleukin-12)에 의한 Th1 발달로 인터페론 감마가 생성되어야 하고, Th2 면역 단백인 IL-4는 아토피 증상 치료에 크게 영향이 없고 증상을 악화시키는 현상을 들고 있다.

*이 또한 아토피 환자 피부의 자연면역에 관여하는 Th1 면역세포 발현이 강력하게 필요하다는

점을 알려주는 논문입니다. 자연면역 기능의 취득은 아픈 만큼 성장한다는 이야기처럼 성장기에 감염의 기회를 통해 병원균과 싸워 이기면서 갖추어집니다. 그러므로 불필요한 예방주사나 항생제, 스테로이드의 남용은 성장기 아토피 환자가 자연면역을 취득하는 데에 악영향을 줄 수 있습니다.